中国医学临床百家·病例精解

山西医科大学第二医院

急诊内科 病例精解

总 主 编　李　保　赵长青
主　　编　李　燕　刘　铮
副 主 编　尚开健　刘　鸿　窦　伟
编　　委　（按姓氏笔画排序）
马　瑞　王炳晋　任思佳　庄黎黎　李伟亮
李凌飞　郝晓庆　曹　婧　董　莎

U0301831

科学技术文献出版社
SCIENTIFIC AND TECHNICAL DOCUMENTATION PRESS
·北京·

图书在版编目（CIP）数据

山西医科大学第二医院急诊内科病例精解/李燕，刘铮主编．—北京：科学技术文献出版社，2019.9（2021.10 重印）

ISBN 978-7-5189-6000-2

Ⅰ.①山… Ⅱ.①李… ②刘… Ⅲ.①内科—急诊—病案 Ⅳ.①R505.97

中国版本图书馆 CIP 数据核字（2019）第 192090 号

山西医科大学第二医院急诊内科病例精解

策划编辑：胡 丹　责任编辑：胡 丹 刘小丽　责任校对：文 浩　责任出版：张志平

出 版 者	科学技术文献出版社	
地 址	北京市复兴路 15 号　邮编 100038	
编 务 部	（010）58882938，58882087（传真）	
发 行 部	（010）58882868，58882870（传真）	
邮 购 部	（010）58882873	
官 方 网 址	www.stdp.com.cn	
发 行 者	科学技术文献出版社发行　全国各地新华书店经销	
印 刷 者	北京虎彩文化传播有限公司	
版 次	2019 年 9 月第 1 版　2021 年 10 月第 3 次印刷	
开 本	787×1092　1/16	
字 数	142 千	
印 张	12.25	
书 号	ISBN 978-7-5189-6000-2	
定 价	78.00 元	

序

　　医疗技术的突飞猛进和交叉融合给健康带来了福音，大数据和人工智能的开发利用把医疗技术推向一个以往难以企及，但如今却可能成为现实的时代。随着这些新理念、新技术的落地，医疗健康日益受到人们的重视。毋庸置疑，所有这些技术都是借助医务人员的智慧与汗水，通过一个个具体的案例完成的。如果能把这些案例加以归类、总结、提炼和升华，那么这些案例将不再仅仅是存在于医院病案室的档案，而是可以借助出版平台进一步传播，让更多的临床医师快速掌握疾病的诊疗思路，提高诊疗水平的阶梯。如此，原本局限于某家医院某个科室的一个案例，完全有可能通过多层次大范围的链接，延伸为可供临床借鉴和参考的范例，最大限度地发挥其示范效应，最终使患者获得最大的受益，即临床治疗的效果。这一实践也正好符合分级诊疗和医疗资源下沉的顶层设计。

　　随着诊疗技术的发展和对疾病诊疗精准化的要求越来越高，专业的划分也越来越细，因此一本书中难以包罗万象。我们以丛书的形式，将临床多个学科的案例进行分门别类的梳理，以便最大限度地展示相关学科精彩纷呈的工作。阅读这套丛书，读者会从另一个侧面感受到医务人员鲜为人知的故事，比如为了开展一项新技术，如何呕心沥血，千里迢迢甚至远涉重洋，学习交流取经；为了治疗一种复杂疾病，如何组织多学科协作公关等。有时风平浪静，有时惊涛骇浪，无论遇到什么情况，作为实施医疗工作的一线人员，总是犹如千里走单骑，又犹如弹奏钢琴曲，可谓剑胆琴心。

这套丛书的一个亮点是按照病例摘要、病例分析和专家点评的编排体系，把每个病例按照临床实践中三级医师负责制的实际工作场景真实地予以再现，从中可以看到专业理论、医疗技术、临床思维有机结合的精彩画面。这样编排的好处是有利于临床医师和有一定文化背景的非专业人士，对某一疾病透过现象看本质，从疾病的主诉入手，利用现有的和可以进一步检查得到的资料，由浅入深，由此及彼，最终获得规律性的素材，据此抽丝剥茧，通过逻辑推断，获得正确的认识和结论，即临床诊断；接下来进行相关的个性化治疗，为广大患者造福。可以毫不夸张地讲，疾病诊断和治疗的过程有时候丝毫不亚于福尔摩斯对复杂案例的侦探和破解。

值此山西医科大学第二医院百年华诞之际，我们策划出版《山西医科大学第二医院病例精解》系列丛书，通过病例这个媒介，记录下我们医院百年来各科室的优秀学术思想和成果。如果把一个个的案例比作鲜花丛中的一朵朵蓓蕾的话，那么该系列丛书必将喷出醉人的芳香，将为实现人人健康、全民健康、全程健康的顶层设计做出贡献。

李保 赵长青

二○一九年一月十九日

前 言

  急诊科是救治急危重症患者的主战场，患者起病急、病情进展快，但常常因为医师缺乏第一手的临床资料而发生漏诊、误诊。为提高急诊医师的临床诊疗能力，降低医疗风险，山西医科大学第二医院急诊科团队，收集了急诊内科常见、多发、疑难及罕见病例，结合规范指南及共识，与大家分享诊治心得，以求达到共同提高的目的。

  本书共收集了 40 例来自急诊内科的精彩病例，涵盖内科系统急症、感染、中毒等临床病例，从病历摘要、病例分析、病例点评三个层次入手，再现病例的三级医师诊疗过程，使读者有身临其境的感受，帮助急诊医师培养临床思维能力，以期更好地服务于广大患者。

  本书可作为急诊医师日常诊疗的指导教材，也可作为急诊医学专业研究生、大内科住院医师的诊疗手册。

  本书为庆祝"百年二院"而诞生，但由于编者们知识的局限性，在编写过程中难免有所疏漏，尤其是涉及专科领域方面的问题，错误之处，衷心希望读者在关注本丛书的同时，给予批评和指正。

李燕

2019 年 7 月 22 日

目　录

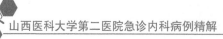

001
艾滋病合并血栓性
血小板减少性紫癜1例

病历摘要

患者，女，58岁。主因"头晕、乏力5天，昏厥1次"于2018年11月20日入院。患者入院前1周出现无明显诱因鼻出血，未予重视，近5日出现头昏，全身乏力并呈逐渐加重趋势，无头痛、心悸，无胸痛、胸憋，无恶心、呕吐，无腹痛、腹泻，无尿频、尿急，来院途中出现昏厥1次，呼之不应，无大小便失禁，呼叫"120"送往太原市某医院，化验结果：WBC 7.55×10^9/L，RBC 2.45×10^{12}/L，Hb 74g/L，PLT 21×10^9/L。为求进一步诊治入住我院。

既往体健，否认传染病史。入院查体：T 36.4℃，P 80次/分，R 20次/分，BP 131/79mmHg。神志清楚，精神差，贫血貌，巩膜轻度黄染，皮肤可见散在出血点及瘀斑，肝脾肋下未触及。

1

【辅助检查】血常规（2018 年 11 月 20 日）：WBC $6.56 \times 10^9/L$，RBC $2.50 \times 10^{12}/L$，Hb 78g/L，PLT $8.0 \times 10^9/L$。尿常规：潜血（3 +），蛋白质（+）。网织红细胞 0.046。血沉 76mm/h。外周血涂片：成红细胞大小不等，可见畸形和破碎红细胞。肝肾功能：总胆红素（TBiL）30.60μmol/L，间接胆红素（IBiL）24.8μmol/L，乳酸脱氢酶（LDH）692U/L，肌酐（Cr）75.43μmol/L，余正常。贫血四项：铁蛋白 739.60ng/ml，促红细胞生成素 28.94mIU/ml，余正常。免疫全项：乙型肝炎核心抗体（+），HIV-Ab（+）。骨髓象：①髓粒（-），油滴（+），增生低下，G/E = 15.5∶1；②粒系占 62.0%，以中性分叶细胞为主；③红系占 4.0%，比例减低，以中晚红细胞为主，成熟红细胞大小不等，易见红细胞碎片及畸形（盔形红细胞、裂片红细胞、泪滴形红细胞、椭圆红细胞等）；④淋巴系占 28.5%，比例偏高，为成熟淋巴细胞；⑤2.0cm × 2.5cm 髓膜上未见巨核细胞，血小板少见。溶血系列、肿瘤标志物、血小板相关抗体、风湿抗体、抗磷脂抗体和凝血功能等检查均正常。头颅 CT（外院）：未见明显异常。

【初步诊断】艾滋病（AIDS）合并血栓性血小板减少性紫癜。

【诊疗过程】给予 5 次冰冻血浆置换，同时联合大剂量激素冲击治疗。6 天后患者 PLT 升到 $199 \times 10^9/L$，神经系统功能基本恢复出院。出院后改为泼尼松60mg/d 口服。院外随访血小板波动于（40 ~ 60）$\times 10^9/L$，后转入当地传染病院继续治疗 AIDS。

【诊疗特点】本例患者发病以皮肤出血点、鼻出血开始，血小板下降迅速，伴随血红蛋白下降，后合并短暂意识障碍，入院后测量体温升高，波动于 38.5℃左右，实验室检查发现胆红素升高及红细胞碎片、畸形，考虑血栓性血小板减少性紫癜（Thrombotic thrombocytopenic purpura，TTP）诊断成立，入院后行术前免疫检查发现 HIV 阳性，考虑为免疫缺陷导致继发性 TTP，治疗上包括血浆置换、冰冻血浆输注、药物治疗，药物治疗主要为激素，规律置换5次后患者血小板升至正常，神经精神症状未再出现，治疗效果佳。

病例分析

TTP是一种罕见的微血管血栓–出血综合征，又称为Moschcowitz综合征，诊断指标为血小板减少性紫癜、微血管病性溶血性贫血、神经系统症状、发热及肾脏损害，称之为"TTP五联征"。但并非所有特征都同时出现，目前认为最重要的是前三联特征，如具备前3条则临床可诊断为TTP。TTP可分为遗传性TTP和获得性TTP。近年来研究显示，该病的发生与特异水解血管性血友病因子（von Willebrand factor，v WF）的金属蛋白酶（ADAMTS13）的活性降低有关。病理条件下内皮细胞释放超大分子量v WF（UL-v WF），具有极强的黏附血小板形成血栓的能力，当体内ADAMTS13活性正常时，可降解UL-v WF进而阻止血栓的形成，而由于遗传因素导致编码该酶的基因突变，或获得性因素导致的该酶自身抗体的出现均可使ADAMTS13活性降低，从而出现TTP发病倾向。目前已报道的该基因突变共50个，分别分布在以上9个结构域和部分内含子中，不同程度地影响ADAMTS13的分泌，或影响其活性。获得性TTP根据有无继发因素又分为特发性TTP和继发性TTP，常见的继发因素主要包括妊娠、恶性肿瘤、感染（如HIV）、造血干细胞移植后状况、自身免疫性疾病和药物等，排除以上继发因素后可划分为特发性TTP。本例患者考虑病因为HIV合并继发性TTP。

TTP是以广泛微血管病性溶血性贫血和血小板减少性出血为核心特征的疾病，主要标准：①溶血性贫血，外周血片中可见红细胞碎片和异型红细胞；②血小板计数，PLT $< 100 \times 10^9$/L；次要标准：①发热，T > 38℃；②特征性的神经系统症状；③肾损害，包括肌

笔记

酐 > 177μmol/L 和（或）尿常规发现血尿、蛋白尿、管型尿等；具有 2 条主要标准和 1 条以上次要标准即可诊断为 TTP。60%~80% 的患者表现为包括核心症状和神经精神异常在内的"三联征"，20%~40% 患者表现为包括三联征和发热及肾脏损害在内的"五联征"。虽然破碎红细胞在 DIC 及其他微血管病性疾病中也可发现，但外周血中检出显著增多的破碎红细胞仍然对 TTP 的诊断具有重要提示意义，虽然目前对破碎红细胞的比例无确切规定，但为提高诊断效率减少漏诊，有共识将破碎红细比例定为大于 1%。ADAMTS13 活性及抑制物测定现已成为诊断的重要辅助手段。血小板计数和血清乳酸脱氢酶水平虽不作为诊断依据，但因其与病情变化相一致，可作为疗效判断和复发监测的重要指标。

本例患者表现为典型的五联征，因此 TTP 诊断可确立。国外报道 HIV 感染者 CD4+T 淋巴细胞严重破坏时易发生 TTP，患者以黄疸和神经系统症状起病，有重度贫血、血小板异常减少、网织红细胞计数升高、间接胆红素增高为主，LDH 增高及 Coombs 试验阴性。本例患者神经精神症状较轻，经过早期血浆置换及激素联合使用治疗效果可。

🩺 病例点评

血栓性血小板减少性紫癜属急诊医学范畴的危重症，其病情发展迅速，若得不到及时有效地治疗，死亡率会高达 90%，该病存在多种形式的临床表现，如血小板聚集消耗性减少以及微血管病性的溶血性贫血等，患有血栓性血小板减少性紫癜的患者需要及时诊断和治疗，一旦确诊需要早期应用血浆置换联合激素治疗，能够获得比较好的治疗效果，降低疾病的复发率。

笔记

（董莎）

002
B 型预激综合征合并室上性
心动过速 1 例

病历摘要

患者，女，50 岁。2018 年 7 月 26 日 16 时情绪激动后突感心悸来我院急诊。症状持续不能缓解，无胸憋、胸痛及肩背部放射痛，不伴头晕、黑蒙。急诊查体：神志清楚，双肺呼吸音清，未闻及干湿性啰音，心率 202 次/分，律齐，各瓣膜听诊区未闻及病理性杂音。行心电图检查提示室上性心动过速（图 2 - 1）。自诉自 2012 年始间断出现室上性心动过速 3 次。行床旁心脏彩超检查未见明显异常。给予修订版瓦氏动作（Modified Valsalva Maneuver Technique，MVMT）转复 2 次，均失败。随即给予普罗帕酮 70mg 静脉推注后室上速终止，复查心电图提示窦性心律，心率 99 次/分，B 型预激综合征（图 2 - 2、图 2 - 3）。患者心悸症状明显缓解，拒绝转至心内科进一步治疗，观察 2 小时后签字离院。

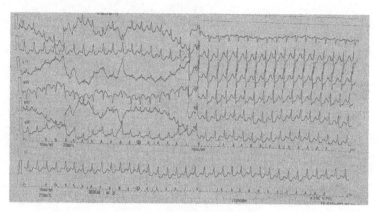

图 2-1 入院时心电图

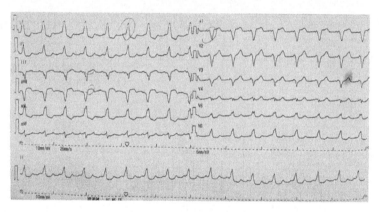

图 2-2 转复后心电图

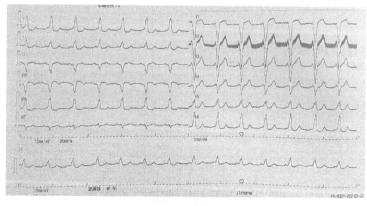

图 2-3 转复 2 小时后心电图

病例分析

室上性心动过速简称室上速，是急诊最常见的心律失常之一。室上速可分为广义和狭义的室上速：广义的室上速包括起源于窦房结、心房、交界区及旁路所致的各种心动过速，如房室结双径路所致的房室结折返性心动过速、预激或旁路所致的房室折返性心动过速、房速、房扑和房颤等；狭义的室上速主要是房室结折返性心动过速和旁路所致的房室折返性心动过速。如果室上速患者窦性心律或心动过速时心电图 QRS 波群上呈现预激波，这种情况又称为预激综合征〔（Wolf-Parkinson-White，WPW）综合征〕。心律失常的处理不能仅着眼于心律失常本身，需要考虑基础疾病及纠正诱发因素。但心律失常急性期的处理方式选择应以血流动力学状态为核心。急性期处理强调效率，通过纠正或控制心律失常，达到稳定血流动力学状态、改善症状的目的。

预激综合征是附加房室旁道跨越房室结提前激动部分心室肌引起的一系列综合征，体表心电图以短 PR 间期和 δ 波为特征表现。其可导致房室折返性心动过速（AVRT）或心房颤动。预激综合征的心电图特点包括：短 PR 间期、δ 波及其导致的 QRS 增宽、阵发性室上性心动过速。严格意义上讲，如果患者未发作心动过速，仅能诊断为心室预激，不能诊断为预激综合征。根据 V1 导联的 QRS 波形态，我们将预激综合征分为 A、B 两型。如果 QRS 波主波向上，则为 A 型，如果主波向下则为 B 型，当发生 AVRT 时，处理方案同上。

该患者为中年女性，突然起病，既往有阵发性室上速病史，未提供预激综合征病史，给予物理转复治疗方法失败，随即采取药物治疗，但用药前需排除器质性心脏病，并判断患者一般情况，如是否合并低血压及心功能不全，是否有慢性阻塞性肺疾病（chronic obstructive pulmonary diseases，COPD）病史，年轻女性患者应考虑是否为妊娠状态等，并根据患者病情选择适当的转复方法。是否需要长期药物预防性治疗，取决于患者发作频繁程度及发作的严重性。射频消融法是根治阵发性室上性心动过速发作的主要手段，成功率可达96%~99%。因其并发症少，安全，复发率低，应优先考虑使用。

室上速多见于无器质性心脏病的中青年，突发突止，易反复发作。典型心电图表现多为规则的窄 QRS 心动过速。如老年或有严重器质性心脏病患者出现窄 QRS 心动过速，在诊断室上速前应注意和其他心律失常相鉴别。临床诊断最容易将室上速与房扑伴2：1房室传导混淆。应注意在 II、V1 导联寻找房扑波（F 波）的痕迹有助于诊断。食管导联心电图可见呈2：1房室传导的快速 A 波，对房扑的诊断有较大帮助。当室上速伴有显性预激或室内阻滞时可表现为宽大畸形 QRS 心动过速，易与室速混淆。对于室上速发作的一般处理，2015 年 Lancet 发表了 Revert 研究，提出了一种新的迷走刺激方法，非常有效。该方法被称为修订版瓦氏动作，具体实施要点如下：患者取半卧位或坐位，取一只 10ml 注射器（压力大约 40mmHg）让患者吹 15 秒，立即让患者仰卧位并抬高下肢 45~90 度并维持 45 秒。

多数阵发性室上性心动过速患者无器质性心脏病，发作时能良好耐受，无明显血流动力学障碍，日常应用的各类抗心律失常药物均可选用，具体选药取决于临床医师对该药的熟悉程度。若从作用迅速、转复率高以及不良反应较少考虑，首选维拉帕米、普罗帕酮和腺苷。具体总结如下：

维拉帕米转复率约为 80%，首剂 5～10mg（0.15～0.2mg/kg体重）加葡萄糖液 20ml 缓慢静脉注射，30 分钟后重复第 2 剂，总量不超过 15～20mg。普罗帕酮成功率 80%～90%，首剂 70mg 加葡萄糖液 20ml 缓慢静注，10 分钟后可重复使用，总量不宜过 210mg。普罗帕酮与维拉帕米忌合用或半小时内先后交替使用，以免发生严重不良反应，有心功能不全和窦房结功能障碍者慎用或不用。腺苷首剂 10～20mg，加 1～2ml 葡萄糖液快速静脉注射，2 分钟后可重复使用，首剂不宜超过 30mg，窦房结功能不良者慎用。

对伴有明显低血压和严重心功能不全者，普罗帕酮、维拉帕米等负性肌力药物即使能成功终止发作，也有高度危险性。此类患者原则上应电转复或食管心房起搏复律。药物可首选毛花苷丙或腺苷。前者与利尿剂合用可改善心功能，减慢心室率或转为窦律，后者无负性肌力作用，使用比较安全。1 周内未服强心苷者，毛花苷丙 0.4mg 加葡萄糖液 20ml 缓慢静注，半小时后可重复第 2 剂；已服用或正在服用强心苷者，毛花苷丙剂量宜减半。由显性预激引起的旁路前传型有房颤反复发作史者，最好不用毛花苷丙，因其可能缩短旁路前传不应期，导致心室率加速，加重心功能不全。低血压患者，升压药仍可试用，常用甲氧明（美速克新命）20mg 加葡萄糖液 20ml 缓慢静注，使血压上升至 20/12kPa 为宜，有高血压史或冠心病者应慎用或不用。

伴有高血压或心绞痛、交感神经张力亢进的室上速患者，可选用心脏性超短效的 β 受体阻滞剂艾司洛尔（Esmolol）10～15mg 加葡萄糖液 20ml 静注奏效迅速。国产美托洛尔（metoprolol）也可选用，5mg（0.1mg/kg）加 20ml 葡萄糖液静脉缓注，转复率约 40%。

伴有窦房结功能障碍的患者，常用的抗心律失常药物有导致室上速终止后窦房结功能抑制和（或）窦性停搏的危险。因此，此类患者可临时应用食管心房起搏作好室上速终止后的保护性起搏的准备，以策安全。最终对此类患者应安置永久性起搏器。

对伴 COPD 患者，应注意药物对呼吸状态的影响。ATP 和普罗帕酮对气管平滑肌有收缩作用，最好不用，维拉帕米相对安全，可试用。胺碘酮静脉注射起效相对缓慢，不宜首选。静注量每次为 3mg/kg，总量不宜超过 9mg/kg（体重）。

病例点评

该患者转复后心电图表现为 B 型预激，除了少见的逆向性房室折返性心动过速，AVRT 发作时心电图上不会出现 δ 波，无论有无心室预激，治疗方案都是相同的。射频消融仍是所有症状性预激综合征患者和部分无症状患者的首选治疗方案。

参考文献

1. Appelboam A, Reuben A, Mann C, et al. Postural modification to the standard Valsalva manoeuvre for emergency treatment of supraventricular tachycardias (REVERT): a randomised controlled trial. Lancet, 2015, 386 (10005): 1747－1753.

（任思佳）

003
EDTA 依赖性假性
血小板减少症 1 例

病历摘要

患者，女，61 岁。摔伤后就诊于当地医院，诊断为骨盆骨折、多发肋骨骨折，给予牵引、胸腔穿刺、药物等治疗。住院期间发现血小板减少，波动于（10~24）×10⁹/L，患者无皮肤瘀斑、牙龈出血、呕血、黑便、血尿、鼻出血等。既往史：2 型糖尿病史 9 年，平素口服"二甲双胍、格列齐特"控制血糖，未监测血糖。高血压病史 10 余年，血压最高 180/80mmHg，口服"尼群地平"控制血压，未监测血压。发现"乙型病毒性肝炎"3 年，未规律诊治。有双手指间关节疼痛病史，曾于当地医院就诊考虑为"类风湿性关节炎"。急诊查体：体温 37.2℃，脉搏 90 次/分，呼吸 22 次/分，血压 156/73mmHg，神清语利，对答切题，查体合作。全身皮肤黏膜

11

无黄染、皮疹及瘀点、瘀斑。双肺呼吸音粗，双下肺呼吸音弱，未闻及干湿性啰音，心率 110 次/分，心律绝对不齐，第一心音强弱不等。腹略膨隆，肝脾肋下未及，无压痛、反跳痛。左下肢制动，轻度可凹性水肿。入院心电图：心房颤动；胸部 CT：双肺下叶磨玻璃影，考虑创伤性湿肺，双侧胸腔积液，右侧第 1 肋骨和左侧 1~9 肋骨骨折。入院后化验血常规：WBC 7.50×10^9/L、Hb 114g/L、PLT 19×10^9/L；HBsAg（+）、Anti-HBs（+）、Anti-HBeAg（+）、Anti-HBcAg（+）、HBV-DNA $< 1.0 \times 10^2$ IU/mL；PCT 0.11ng/ml；CRP 46.2mg/L；ESR 45mm/h；腹部彩超：肝胆胰脾未见明显异常；骨髓象：2.0cm×2.5cm 髓膜上共计数巨核 112 个。其中颗粒性巨核细胞 16 个/产板型巨核细胞 8 个、裸核型巨核细胞 1 个，血小板成堆可见成片。入院后血小板波动于（23~38）× 10^9/L，波动大。枸橼酸钠抗凝血标本推片染色可见血小板聚集现象。与检验科沟通后，同时留取血标本至 EDTA 抗凝管、枸橼酸钠抗凝管进行检测，发现 EDTA 抗凝管检测 PLT：25×10^9/L，枸橼酸钠抗凝管：201×10^9/L。考虑为 EDTA 依赖性假性血小板减少症（EDTA-dependent pseudothrombo cytopenia，EDTA-PTCP）。

病例分析

EDTA-PTCP 是一种发生于体外的、EDTA 诱导的血小板非稳固性聚集，临床上表现为无出血现象的假性血小板减少症。

EDTA-PTCP 产生的机制可能包括：①EDTA 诱导 PLT 膜糖蛋白暴露，糖蛋白与嗜异性抗体反应，形成血小板围绕在淋巴细胞周围的血小板卫星现象。血小板聚集成较大颗粒时，仪器仅识别颗粒大小而不能辨别颗粒的性质，致使多个 PLT 被当成单个计数。②可能与免疫性疾病有关，因为 EDTA-PTCP 患者血液免疫球蛋白的水平可能高于健康人，有研究表明大部分血清抗 PLT 抗体和（或）抗心磷脂抗体阳性。③可能是一种温度依赖抗体所致，其依据是在室温条件下出现 PLT 聚集现象，也与抗凝时间的长短相关。④其他，可能与肿瘤、自身免疫性疾病、败血症、脑梗死等疾病有关。

引起血小板减少的原因有很多：

（1）血小板生成减少。①遗传性的，如先天性单纯无巨核细胞性血小板减少性紫癜和范科尼贫血；②获得性的，如骨髓造血干细胞异常导致的再生障碍性贫血；维生素 B_{12}、叶酸缺乏等造血原料缺乏所致的血小板减少；各种恶性肿瘤对骨髓的侵害（恶性肿瘤骨髓转移、白血病、骨髓增生异常综合征、骨髓纤维化），以及细菌、病毒感染、电离辐射、化疗药物等因素均可对造血干细胞造成损伤，导致血小板减少。

（2）血小板破坏增加。①免疫因素引起的血小板破坏增加，常见的有免疫性血小板减少性紫癜、HIV 感染、系统性红斑狼疮、类风湿性关节炎、甲状腺功能亢进、慢性肝炎，以及药物引起的血小板减少（如肝素、奎宁、奎尼丁、解热镇痛药、青霉素、头孢类抗菌药物、利福平、呋塞米、卡马西平、丙戊酸钠、磺脲类降糖药及苯妥英钠等）。②非免疫因素引起的血小板破坏增加，常见的有弥漫性血管内凝血、血栓性血小板减少性紫癜，感染等。

（3）血小板分布异常。当各种原因如肝硬化、骨髓纤维化等造成脾肿大及脾功能亢进时，大量血小板储藏在脾脏中，也会引起外周血小板减少。

（4）其他。如出血、血液透析等引起血小板丢失，也会导致血小板减少。

乙二胺四乙酸二钾（EDTA-K2）作为血细胞分析的抗凝剂，已被国际血液学标准委员会（ICSH）于 1993 年认定，并广泛使用，但 EDTA 可以引起个别人血液中的血小板发生凝集，从而导致在

EDTA-K2 作为抗凝剂的静脉血，用血液分析仪做血小板计数时出现血小板假性偏低的现象，即 EDTA-PTCP。EDTA-K2 抗凝剂导致的假性血小板减少发生率为 0.12%，极易误诊。对血小板计数 < 100 × 10^9/L 的标本应进行涂片复查，发现有血小板聚集的情况应改用枸橼酸钠抗凝剂进行再次检测，以防发生误诊误治。

在实际工作中，EDTA-PTCP 这样的案例并不少见，却没有引起足够的重视。EDTA-PTCP 患者因血小板假性减少会导致增加不必要的辅助检查，增加患者的痛苦和经济负担，严重者甚至有可能延误手术，进行不必要的输血、止血、切脾等治疗。因此，在临床工作中遇到与全身出血症状不相符的血小板减少时，应多思考，多与检验科进行沟通，减少医疗纠纷，更好地为患者服务。

病例点评

患者老年女性，外伤后发现血小板减少，但无明显出血倾向，与临床表现不相符。且骨髓象可见血小板成堆、成簇出现，与血常规检查血小板减少的结果也明显不符。枸橼酸钠抗凝血标本推片染色可见血小板聚集。这种情况下，应考虑到 EDTA 抗凝剂致假性血小板减少的可能。

参考文献

1. 余水鸿. EDTA 依赖的假性血小板减少的临床研究. 浙江大学，2016.

2. 毛维玉，霍梅，叶素丹，等. EDTA 依赖的假性血小板减少的实验分析与对策. 中国实验血液学杂志，2014，22（5）：1345 - 1347.

3. 关向前，陈发珍. EDTA 依赖性血小板聚集及其对血小板计数的影响. 临床输血与检验，2015，17（3）：239 - 242.

（刘鸿）

004
艾滋病合并马尔尼菲
青霉菌感染1例

病历摘要

患者，男，31岁。主因间断发热2月余来诊。2018年8月中旬出现发热，以夜间为著，体温波动于38℃左右，伴畏寒、寒战，有咳嗽、咳白色黏痰，较易咳出，伴胸前及四肢皮肤散在皮疹，感乏力，伴食欲减退。自行口服布洛芬退热治疗，体温可降至正常范围内，未规律诊治，后上述症状间断出现。2018年10月17日自觉上述症状加重，发热次数较前频繁，体温最高可至43℃，曾就诊于青岛某医院，行胸部CT提示肺炎，肺结核待除外，予头孢曲松抗感染治疗4日，效果差。10月27日再次就诊于太原某医院，完善相关检查，暂不考虑肺结核。10月28日夜间就诊于我院急诊。自发病以来，精神、食欲欠佳，大小便正常，体重减轻约5kg。既往体

15

健，长期青岛、南昌等地出差。查体：胸前及双上肢皮肤可见散在陈旧性皮疹，全身多处浅表淋巴结可触及肿大，部分有触痛，活动性好，双肺呼吸音粗，双肺可闻及湿性啰音。脾肋下可触及约2cm。血常规：WBC $3.91 \times 10^9/L$，Hb 106g/L，PLT $83 \times 10^9/L$，GRAN% 88.6%。胸部 CT 示双肺粟粒样小结节影，空洞形成，双侧胸腔积液（图4-1）。床旁腹部彩超示脾大。免疫8项示人免疫缺陷病毒抗体(＋)。入院后抽取血培养结果提示马尔尼菲青霉菌(＋)（图4-2、图4-3）。

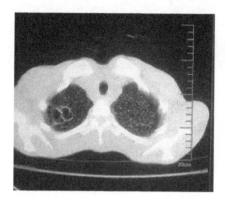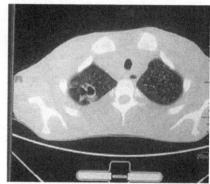

图4-1　胸部 CT

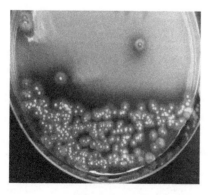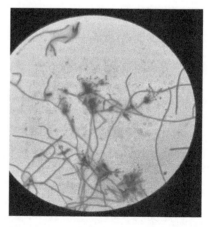

图4-2　血琼脂培养皿上马尔尼菲　　图4-3　马尔尼菲青霉菌镜下形态
　　　　青霉菌菌落形态　　　　　　　　　　（乳酸酚棉兰染色×400）

病例分析

艾滋病又称获得性免疫缺陷综合征（acquired immunodeficiency syndrome，AIDS）是由人免疫缺陷病毒（HIV，有 HIV-1 和 HIV-2 两种类型）感染导致 $CD4^+T$ 细胞免疫被破坏，进而发生某些以机会性感染和肿瘤为特征的获得性免疫缺陷综合征。所谓机会型感染是当人体的免疫功能下降时，原本已寄生在人体中的一些非致病性病原微生物造成的疾病。

马尔尼菲青霉菌是一种少见的致病菌，可引起患者局限性或全身性感染，马尔尼菲青霉菌是温度敏感的二相真菌，在人体组织内以及 37℃ 富营养的培养基上呈酵母细胞样，而在室温下或在肺空洞内生长者则呈菌丝体状。在培养基上，马尔尼菲青霉菌菌落呈柔毛丛状，生长迅速而且向培养基中分泌玫瑰红色色素。真菌的繁殖方式为裂殖而不是出芽生殖。20 世纪 80 年代以来，由于艾滋病的发病率不断增高，艾滋病合并马尔尼菲青霉菌感染的患者逐渐增多。由于此病少见，诊断时不易考虑到，容易漏诊，而患者的预后与能否尽早诊断及尽快地应用抗真菌治疗密切相关。此外，此病病理组织学表现有时易被误诊为结核，而抗结核治疗不仅无效，反而会加剧真菌感染的扩散。现有的病例主要来自东南亚国家、中国华南（广东、广西、湖南等）地区，或者患者有在上述地区旅居史。均为散发，尚未发现季节流行特点。自从发现在艾滋病患者中有较高感染率之后，有人甚至认为该病同卡氏肺囊虫病肺炎一样，是一种机会性感染，但发现马尔尼菲青霉菌也可感染无明显的免疫力下降的健康人群。

几乎所有的患者都有发热、白细胞计数尤其是中性粒细胞计数增多；病程长者有贫血症状；网状淋巴组织受累可表现为肝、脾及全身淋巴结肿大；各脏器表现：肺部受累。

患者最常见咳嗽、咳痰、痰中带血丝或喘息等症状，X线检查可见肺部淡浸润影或肺部脓肿影；CT表现为斑片状实变影、结节状影、结节空洞形成、弥漫性粟粒小结节影、毛玻璃状改变、纵隔及肺淋巴结肿大、胸腔积液等，可以多种病变共同存在，或无明显特征性改变；累及骨和关节者可有疼痛、功能受限；消化道受累患者可出现厌食、腹泻；而软组织炎或脓肿形成者相当常见，脓肿或软组织肿块有压痛，但无局部发红及皮温升高。肿块自行破溃或切开引流后难以愈合，一般抗炎治疗无效，如果患者生活在疫区，则需考虑马尔尼菲青霉菌感染。除微生物及病理诊断外，最近的研究认为高特异性血清学方法对马尔尼菲青霉菌感染的快速诊断也至关重要，但仍存在较高的假阴性率。治疗上使用抗真菌药物如两性霉素B、伊曲康唑、氟康唑、酮康唑等，可联合使用两种以上的抗真菌药，较大的体表脓肿需切开引流。治疗时注意检测患者的肝功能。

发热见于各种全身性和局部性感染以及许多非感染性疾病（如肿瘤和结缔组织病），是内科急诊中最常见的症状。详细询问病史对发热原因的诊断常能提供重要线索，如起病方式、热型，应重视发热的伴随症状，以便确定主要病变在哪个系统。除上述病史外，还应重视流行病学资料，如患者来自的地区、年龄、性别、职业、发病季节、旅游史、接触感染史，尤其是传染病的流行病学史非常重要。如布鲁氏菌多见于从事畜牧业的人群，同性恋者及静注毒品成瘾的发热待查以及艾滋病者合并机会感染的可能性较大。查体时首先监测呼吸、脉搏、血压等重要生命体征，并快速进行全面的体格检查，重点查看皮肤、黏膜有无皮疹、瘀点及肝、脾、淋巴结肿大等。发热伴中毒性休克时，患者面色青灰、脉细速，血压下降或测不出，见于休克性肺炎、暴发型流行性脑脊髓膜炎、中毒性痢疾、脓毒症、流行性出血热等。对发热患者行辅助检查时必须明确检查目的，并以简便快捷为原则。

常用的辅助检查包括：①血、尿、便常规；②血清学检查，如肥达、外斐反应、钩状螺旋体病的凝集溶解实验、抗核抗体谱、术前免疫等；③血或骨髓培养；④X 线片、CT 与 MRI 检查；⑤超声检查：对疑有急性渗出性心包炎和感染性心内膜炎患者，可行超声心动图检查；⑥活体组织检查：肝穿、淋巴结以及皮下结节等活检。骨髓检查对白血病、恶性组织细胞病具有决定性诊断意义。

📋 病例点评

患者年轻男性，有长期出差史，亚急性病程，在询问病史时需重视流行病学资料，其有呼吸道感染症状，热型表现为间歇热，伴随有畏寒、寒战、皮疹、乏力，查体时有浅表淋巴结肿大、脾大，血常规结果提示 3 系减少，考虑感染性发热可能性大。同时化验免疫 8 项提示 HIV 阳性，艾滋病患者免疫功能低下，易感染各种疾病，往往患有一些罕见的疾病如肺孢子虫肺炎、弓形虫病、非典型性分枝杆菌与真菌感染。因在诊治过程中第一时间留取了血培养标本，约 2 天 8 小时后得到阳性培养结果为马尔尼菲青霉菌，最终确诊该患者为艾滋病合并马尔尼菲青霉菌感染。

参考文献

1. Ma W, Thiryayi SA, Holbrook M, et al. Rapid on-site evaluation facilitated the diagnosis of a rare case of Talaromyces marneffei infection. Cytopathology, 2018, 29 (5)：497 - 499.

（任思佳）

005

急性胆囊感染引起
休克1例

病历摘要

患者，男，74岁。意识障碍15小时来诊。2018年4月16日7时许，在公园晨练时，出现一过性意识障碍，伴站立不稳，由周围邻居发现后送入当地医院急诊科，测血压60/40mmHg，行血常规：WBC 35.5×10^9/L，NE% 92%，头颅CT未见明显异常。给予补液、升压后转来我科。病程中无发热，无咳嗽、咳痰，无腹痛、腹泻，无尿频、尿急。既往有2型糖尿病病史10余年，平素口服二甲双胍，血糖控制尚可，体检发现有胆囊结石10余年，未予治疗。入院查体：体温36.2℃，脉搏86次/分，呼吸22次/分，血压102/66mmHg；神志清楚，言语流利，对答准确；全身皮肤湿冷，双瞳孔等大等圆，直径约0.3cm，光反应灵敏；双肺呼吸音清，未闻及干湿性啰音；腹软，无压痛、反跳痛，Murphy 氏征可疑，肠鸣音 2 次/分。双下肢无水肿，双侧病理征未引出。化验检查如表 5 - 1 所示。当地医院胸部 CT：未见明显异常。腹部 CT（图 5 - 1）提示胆囊炎。行血培养 11 小时后提示为产气肠杆菌。明确诊断：脓毒症，急性胆囊炎，产气肠杆菌感染。给予补液、抗菌药物治疗后好转出院。

表 5 - 1　入院时血液化验检查

指标	WBC	NE	Cr	BUN	LAC	PCT	CRP
单位	（$\times 10^9$/L）	（%）	（μmol/L）	（mmol/L）	（mmol/L）	（ng/ml）	（mg/L）
数值	35.5	92	180.54	17.56	3.4	41.4	269.15

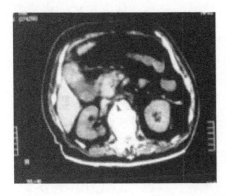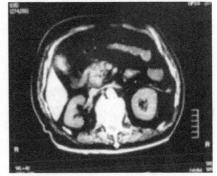

图 5 - 1　腹部 CT 示胆囊炎

病例分析

　　脓毒症及脓毒性休克是 ICU 常见的危重症，其病死率高且严重影响患者的生活质量。脓毒症是创伤、烧伤、休克、感染等临床急危重患者的严重并发症之一，随着危重病监护救治技术的进步，脓毒症患者病死率虽然已显著下降，但仍高达 20%。及早识别诊断脓毒症并予以有效防治，是提高患者生存率的关键。1991 年美国胸科医师协

笔记

会和危重病医学会（ACCP/ACCM）联合会议委员会经共同商讨，提出脓毒症1.0定义，提出了全身炎症反应综合征（Systemic inflammatory response syndrome，SIRS）的概念。但在使用过程中，部分严重脓毒症患者并不符合SIRS标准。经过之后不断修订发展，脓毒症1.0和2.0定义为，感染引起的全身炎症反应综合征，过于强调感染。脓毒症3.0的定义为，机体对感染的反应失调而导致危及生命的器官功能障碍，以机体对感染的反应失调和器官功能障碍为核心，体现为细胞层面的生理及生化异常。该定义超越了感染本身的潜在危险性，更关注机体应对感染时所发生的复杂病理生理反应。脓毒性休克是指脓毒症合并出现严重的循环障碍和细胞代谢紊乱，其死亡风险较单纯脓毒症显著升高。显而易见，脓毒性休克患者的病情更重，死亡风险更高。脓毒性休克的临床表现为持续性低血压，在充分容量复苏后仍需血管收缩药以维持平均动脉压≥65mmHg，血清乳酸浓度＞2mmol/L。

该患者以意识障碍来诊，最后诊断为脓毒症。既往糖尿病、胆结石，发病早期出现低血压，给予液体复苏及血管升压药后恢复正常。对于以意识障碍为主诉来诊的患者，病因可以见于多种疾病。以是否伴有神经系统定位征来区分神经系统疾病与全身其他系统疾病。先除外低血糖、糖尿病酮症酸中毒及颅内疾病，行头颅CT未见明显异常，查体无神经系统定位征象，除外这些病因之后考虑全身疾病引起的意识障碍。该患者无以上所述的病因，应考虑去全身疾病引起。病程中突然出现神志改变，血流动力学变化，其实可认识为一种低灌流状态（包括乳酸酸中毒、少尿或急性意识状态改变等），化验乳酸为3.4mmol/L，支持我们的诊断，Murphy氏征可疑，可快速行床旁的腹部超声明确诊断。来院后1小时内应行补液、血培养及抗菌药物治疗。该患者入院后行补液试验，血压上升，证明

笔记

其容量反应性好，应继续纠正休克。考虑感染，需寻找感染部位，尽可能在未使用抗菌药物的情况下行血培养明确致病菌。后续回报也支持我们的考虑为产气杆菌入血感染，引起休克，出现低灌流状态，表现为急性意识状态改变，只有早期明确诊断，才能尽早对症处理，患者好转后出院。

病例点评

在这个病例诊断和治疗中，提两点需要注意的地方：

（1）对于脓毒性休克，大量研究通过多元回归分析，发现呼吸频率≥22次/分、格拉斯哥昏迷评分（GCS）≤13分及收缩压≤100mmHg，这三项危险因素对脓毒症发生的预测价值较高，由此提出了床旁快速SOFA（sequential organ failure assessment）即快速脓毒症相关序贯器官衰竭评分（qSOFA）的概念。该病例未进行qSOFA评分，根据以上资料该患者qSOFA评分至少大于2分，这样就有了一个客观的评价指标。

（2）血乳酸水平反映休克严重程度与血压、心率、尿量甚至肺毛细血管楔压、心输出量、血pH值相比更加敏感可靠。休克血流动力学监测的相关国际定义会议上，与会专家一致认为，血乳酸是目前唯一适用于休克诊断和分期的生物学指标。该患者病程中出现一过性的意识障碍，伴血压下降，提示感染已发展致血流动力学障碍，给予补液后，转来我院时血压、心率已至正常值范围，但是血乳酸水平仍高，当组织灌注不足、氧供下降、线粒体氧化磷酸化受阻，胞浆内丙酮酸将转化为乳酸。动脉血乳酸升高是全身或局部组织灌注和氧输送不足的早期敏感指标，此外乳酸清除率被认为与预后有关。

参考文献

1. Dellinger RP，Schorr CA，Levy MM．A Users'guide to the 2016 Surviving Sepsis Guidelines．Crit Care Med，2017，45（3）：381 – 385.

2. 于斌，田慧艳，胡振杰，等．乳酸清除率和中心静脉血氧饱和度指导严重感染患者液体复苏效果的比较．中华危重病急救医学，2013，25（10）：578 – 583.

3. 中国医师协会急诊医师分会，中国研究型医院学会休克与脓毒症专业委员会．中国脓毒症/脓毒性休克急诊治疗指南（2018）．临床急诊杂志，2018，19（9）：567 – 576.

4. 李卫阳，程涛，马群，等．血乳酸、降钙素原以及N末端脑钠肽前体联合检测对脓毒症及感染性休克预后评估的临床价值．中华医院感染学杂志，2017，27（3）：543 – 545，553.

5. Ding XF，Yang ZY，Xu ZT，et al．Early goal-directed and lactate-guided therapy in adult patients with severe sepsis and septic shock：a meta-analysis of randomized controlled trials．J Transl Med，2018，16（1）：331.

（尚开健）

006
发热伴上呼吸道感染 1 例

📋 病历摘要

患者，男，18岁。主因"发热伴咳嗽 3 日"就诊。3 天前淋雨后出现发热，最高体温 39℃，伴咳嗽，无咳痰、呼吸困难，无心慌、寒战，就诊于社区医院查血常规：WBC 5.8×10^9/L，NE% 44.71%，LY% 48%，Hb 120g/L，CRP 8mg/L。考虑上呼吸道感染，给予口服头孢类抗菌药物及中成药物治疗，效果欠佳，遂就诊于我院。既往体健。急诊体格检查：体温 37.6℃，脉搏 110 次/分，呼吸 23 次/分，血压 115/74mmHg，发育正常，营养正常，神志清楚，精神状况弱，双侧瞳孔对光发射存在，咽部充血，扁桃体不大，未见脓性分泌物，双肺呼吸音粗，未闻及明显干湿性啰音。腹软，全腹无压痛、反跳痛，双下肢无水肿。血常规：WBC $6.84 \times$

10^9/L,LY% 56%,Hb 118g/L,CRP 9mg/L;生化:BUN 9.05mmol/L,Na^+ 134mmol/L,PCT 0.18ng/ml。胸部 X 线(-)。考虑患者为急性上呼吸道感染（病毒性），给予口服奥司他韦、中成药、退热药物（对乙酰氨基酚），停用头孢，对症治疗，5 天后症状缓解。

病例分析

发热是身体的一种反应性症状，发热时人体免疫功能明显增强，这有利于清除病原体、缩短疾病时间、增强抗菌药物效果，使感染较不具有传染性。但持续的高热会造成机体生理代谢紊乱，所以退热是关键，一般体温超过38.5℃需要使用药物降温，如对乙酰氨基酚、阿司匹林泡腾片等。现在很多医院纠结在患者要求早期快速降温，所以大量使用激素。激素地塞米松本身不是退热药，但激素能抑制致热原的释放，降低体温中枢的敏感性，因此降温退热效果显著，但有退热时间短和容易反弹的特点，并不能从根本上退热。因此轻易使用激素退热，容易出现不良反应，如降低身体免疫功能、阻碍抗体形成、使某些致病菌趁机生长繁殖、引起二次感染或某些炎性疾病等。所以没有确定疾病性质之前，不建议随便使用激素降温，造成感染源的扩散。

发热急诊是最多见的症状，发热可以分为感染性发热和非感染性发热两种类型。感染性发热包括：细菌、病毒、支原体、衣原体、立克次体、螺旋体、真菌等病原体感染导致的发热。单纯病毒感染有自限性，一般不超过2周，但是一般病毒感染后期会合并细菌感染。非感染性发热包括结缔组织疾病、变态反应性疾病、过敏性疾病、恶性肿瘤、中枢感染性发热、创伤、手术后吸收热、内分泌和代谢性疾病、散热障碍等导致的发热。

笔记

结合患者合并咳嗽等症状，考虑上呼吸道感染可能性大，需要除外肺部感染等情况。上呼吸道感染是急诊科冬春季临床最多见的疾病之一，简称上感，是鼻腔至环状软骨下缘内包括鼻、咽或喉部急性炎症的总称，主要病原体为病毒，病程短、有传染性，5～7天可自愈。主要临床表现为鼻塞、流涕、咽痛、打喷嚏、咳嗽、咳痰、发热、可伴有呼吸不畅、声嘶等。

　　鼻病毒、冠状病毒、腺病毒、呼吸道合胞病毒、埃可病毒、柯萨奇病毒等病毒引起的急性上呼吸道感染占70%～80%。另有20%～30%的上感由细菌感染引起。细菌感染可直接感染或继发于病毒感染之后，以溶血性链球菌最为常见，其次为流感嗜血杆菌、肺炎球菌、葡萄球菌等，偶或为革兰氏阴性细菌。

　　急性上呼吸道感染多数情况为病毒感染，一般不需要口服抗菌药物治疗（防止耐药菌的产生），判断细菌感染或者是病毒感染可以通过血常规中性粒细胞、淋巴细胞百分比、CRP、降钙素原（PCT）加以区分。中性粒细胞增高多见于细菌感染，淋巴细胞增高多见于病毒感染；CRP是一种肺炎链球菌非特异性菌体的多糖成分，由肝脏合成，细菌感染后6～8小时开始升高，24～48小时达到高峰。降钙素原是降钙素的前肽物质，感染时会出现增高，所以通过以上各种指标可以判断患者的感染情况和严重程度，并区分细菌感染还是病毒感染。

　　还有一些非典型致病菌引发的感染，如支原体、衣原体、军团菌等。可以通过呼吸道病原体九联检查法查出。

　　2003年的SARS、禽流感、甲流都具有很强的传染性，且都是流感病毒导致的上呼吸道感染流行发病，即流行性感冒是一种传染性强、传播速度快的疾病。其通过空气中的飞沫、人与人之间的接触或与被污染物品的接触传播。典型的临床症状是：急起高热、全身疼痛、显著乏力和轻度呼吸道症状。严重的可以导致肺部感染，引起肺间质性改变导致缺氧甚至危及生命。

目前抗病毒药物存在滥用情况，如无发热，免疫功能正常、发病时间不超过2天的流感患者一般无需抗病毒治疗，利巴韦林和奥司他韦对于流感病毒、副流感病毒和呼吸道合胞病毒有较强的抑制作用，可缩短病程，但应该早期使用，效果更好。

⊞ 病例点评

患者发热伴随咳嗽就诊时为低热，在外院及我院血常规检查提示淋巴细胞百分比增高，考虑为病毒感染，给予口服抗病毒药物、休息、补液、提高免疫力等治疗，因没有细菌感染，停用头孢类抗菌药物，在此治疗期间，注意患者是否出现再次发热、咳痰或者呼吸困难等症状，定期复查血常规、CRP或者PCT，警惕合并出现细菌感染的情况。

参考文献

1. 秦强，徐保平．流行性感冒诊疗方案（2018年版）解读．中国临床医生杂志，2018，46（3）：253 – 256.

2. 中华人民共和国国家卫生和计划生育委员会．流行性感冒诊疗方案（2018年版)（节选).国际流行病学传染病学杂志，2018，45（1）：1 – 3.

3. 葛均波，徐永健，王辰．内科学．9版．北京：人民卫生出版社，2018.

4. 陈灏珠，林果为，王吉耀．实用内科学．15版．北京：人民卫生出版社，2017.

5. 沈洪，刘中民．急诊医学与灾难医学．3版．北京：人民卫生出版社，2018.

（刘铮）

007
肝豆状核变性引起的腹痛 1 例

病历摘要

患者，男，20 岁。主因"间断腹痛 10 余年，加重伴肢体不自主活动 3 天"来诊。2006 年始出现间断腹痛，多为全腹痛，以脐周为著，未予重视。2016 年 10 月 17 日出现腹痛较前加重，伴肢体不自主活动、烦躁不安来诊。自发病以来，精神、食欲尚可，大小便未见明显异常。查体：神志淡漠，角膜处可见蓝斑（图 7－1）腹软，脐周压痛阳性，无反跳痛，肝、脾肋下未触及，未扪及肿块，肠鸣音弱。余查体未见明显异常。化验检查（表 7－1）。明确诊断为肝豆状核变性。

【诊疗特点】①青年男性，慢性腹痛，伴肢体不自主活动。②查体眼角膜处可见蓝斑，脐周压痛阳性。③化验检查可见肝功能异常。

表 7 - 1　化验检查结果

指标	AST	TBIL	透明质酸	PT-S
单位	U/L	μmol/L	μg/L	s
数值	60.8	25.6	146.3	16

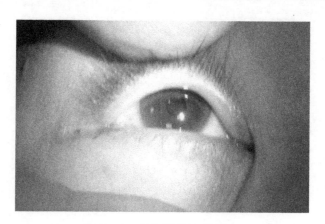

图 7 - 1　眼角膜处可见蓝斑

最终明确诊断为肝豆状核变性，给予青霉胺等对症治疗，腹痛好转后出院。

病例分析

慢性腹痛起病缓慢，病程长，疼痛多为间歇性或为急性起病后迁延不愈，疼痛以钝痛或隐痛居多，也有烧灼痛或绞痛发作。慢性腹痛的病因较复杂，常常与急性腹痛的病因相互交叉，引起诊断及鉴别诊断上的困难。

肢体不自主运动，包括舞蹈、手足徐动、扭转痉挛、痉挛性斜颈、肌阵挛等。可见于脑血管病变 Limb-shaking 综合征（Limb-shaking syndrome，LSS）、小脑病变；运动障碍性疾病（帕金森病、肝豆状核变性、特发性震颤等）；癫痫、全身性疾病的系统反应。

肝豆状核变性由 Wilson 在 1912 年首先描述，故又称为 Wilson

病（Wilson's disease，WD）。是一种常染色体隐性遗传的铜代谢障碍性疾病，以铜代谢障碍引起肝硬化、基底节损害为主的脑变性疾病为特点，对肝豆状核变性发病机制的认识已深入到分子水平。WD在世界范围内发病率为1/30 000～1/100 000，致病基因携带者约为1/90。本病在中国较多见。WD好发于青少年，男性比女性稍多，如不恰当治疗将会致残甚至死亡。WD也是至今少数几种可治的神经遗传病之一，关键在于早发现、早诊断、早治疗。95%～98%患者有K-F环（Kayser-Fleischerring），即角膜色素环。由铜沉积于角膜后弹力层所致，绝大多数见于双眼，个别见于单眼。大多出现神经症状时就可发现此环，其位于角膜与巩膜的内表面上，呈绿色或金褐色，宽约1.3mm，光线斜照角膜时看得最清楚，但早期常须用裂隙灯检查方可发现。少数可伴晶体浑浊、白内障、暗适应下降及瞳孔对光反应迟钝等。肝豆状核变性为常染色体隐性遗传性疾病。绝大多数限于同胞一代发病或隔代遗传，罕见连续两代发病。致病基因ATP7B定位于染色体13q14.3，是一种编码1411个氨基酸组成的铜转运P型ATP酶。ATP7B基因突变导致ATP酶功能减弱或消失，引起血清铜蓝蛋白（ceruloplasmin，CP）合成减少以及胆道排铜障碍，蓄积在体内的铜离子在肝、脑、肾、角膜等处沉积，引起进行性加重的肝硬化、锥体外系症状、精神症状、肾损害及角膜色素环等。ATP7B基因的变异位点繁多，人类基因组数据库中记载达300多个位点。基因突变位点具有种族特异性，因此基因检测位点的选择要有针对性。我国WD患者的ATP7B基因有3个突变热点，即R778L，P992L和T935M，共占所有突变的60%左右。近年来有研究发现除ATP7B以外其他基因如COMMD1、XIAP，Atox1等也与该病相关。病理主要累及肝、脑、肾、角膜等。肝脏表面和切片均可见大小不等的结节或假小叶，肝小叶由于铜沉积而呈棕黄色，并逐渐发展为肝硬化。脑的损害以壳核最明显，苍白球、尾状核、大脑皮质、小脑齿状核也可受累，显示软化、萎缩、色素沉着甚至腔洞形成。光镜下可见神经元脱失和星形胶质细胞增生。角膜边缘后弹力层及内皮细胞浆内有棕黄色的细小铜颗粒沉积。

正常人每日自肠道摄取少量的铜，铜在血中先与白蛋白疏松结合，后在肝细胞中铜与 α2-球蛋白牢固结合成具有氧化酶活性的铜蓝蛋白。循环中90%的铜与铜蓝蛋白结合，铜作为辅基参与多种重要生物酶的合成，并在各脏器中形成各种特异的铜－蛋白组合体，剩余的铜通过胆汁、尿和汗液排出。疾病状态时，血清中过多的游离铜大量沉积于肝脏内，造成小叶性肝硬化。当肝细胞溶酶体无法容纳时，铜即通过血液向各个器官散布和沉积。基底节的神经元和其正常酶的转运对无机铜的毒性特别敏感，大脑皮质和小脑齿状核对铜的沉积也产生症状。铜对肾脏近端小管的损害可引起氨基酸、蛋白质以及钙和磷酸盐的丢失。铜在眼角膜弹力层沉积产生 K-F 环。与此同时，肝硬化可产生门静脉高压的一系列变化。神经症状以锥体外系损害为突出表现，以舞蹈样动作、手足徐动和肌张力障碍为主，并有面部怪容、张口流涎、吞咽困难、构音障碍、运动迟缓、震颤、肌强直等。震颤可以表现为静止或姿势性的，但不像帕金森病的震颤那样缓慢而有节律性。疾病进展还可有广泛的神经系统损害，出现小脑性共济失调、病理征、腱反射亢进、假性球麻痹、癫痫发作，以及大脑皮质、下丘脑损害等体征。

该患者有长期腹痛病史，查体有特征性表现角膜色素环，结合肢体的不自主抖动等症状，得以明确诊断。

病例点评

　　肝豆状核变性根据青少年起病、典型的锥体外系症状、肝病体征、角膜 K-F 环和阳性家族史等作出诊断不难。如果 CT 及 MRI 有双侧豆状核区对称性影像改变、血清铜蓝蛋白显著降低和尿铜排出量增高则更支持本病诊断。本例患者未行头颅的影像学检查，有些遗憾。

　　"一元论"的思维，即尽可能用一个疾病解释所有的症状、体征。该病有腹部症状及锥体外系体征，如何能将这些复杂的症状合而为一，就考验了一个急诊医师的知识广度。

参考文献

1. 陈灏珠，林果为，王吉耀 . 实用内科学 . 14 版 . 北京：人民卫生出版社，2013.

（窦伟）

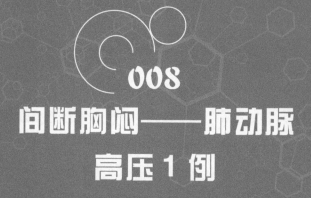

008 间断胸闷——肺动脉高压1例

病历摘要

患者，女，23岁。主因"间断胸闷3月余，加重2天"就诊。3个月前无明显诱因出现轻度体力活动后喘憋伴随胸闷，进行性加重，伴随关节疼痛，未予重视，近2日出现胸闷及喘憋加重，夜间不能平卧遂就诊于当地医院，行胸片检查（图8-1）及BNP（5090ng/ml）等相关检查，考虑"肺部感染、贫血、心功能不全"，给予输注浓缩红细胞4U纠正贫血，头孢哌酮、舒巴坦抗炎治疗，效果欠佳。既往病史：幼年时有贫血病史，平时Hb 60~80g/L。2010年行骨髓穿刺检查示缺铁性贫血，建议口服铁剂，未规律治疗。查体：体温38.4℃，心率128次/分，呼吸24次/分，血压112/77mmHg。精神差，体瘦，坐位，喘憋貌，左臂及右手有纹身，双肺呼吸音粗，

笔记

可闻及湿性啰音，心率128次/分，律齐，腹软，膨隆，肝大脾大，无压痛，双下肢无明显可凹性水肿。

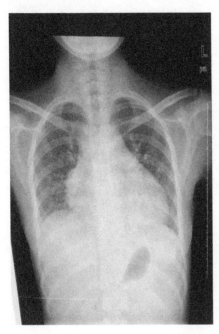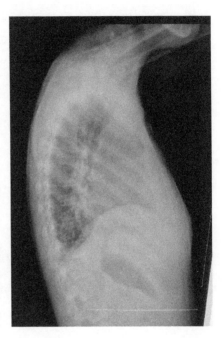

图8-1　心胸比大于0.5示心影扩大，心脏增大

【辅助检查】血常规：WBC $15.01 \times 10^9/L$，Hb 104g/L，MCV 74.3fl，PLT $90 \times 10^9/L$，NE $13.43 \times 10^9/L$，NE% 84.9%；凝血功能：PT-S 16.4秒，INR 1.25秒，PT% 63.98%，APTT 32.9秒；生化：K^+ 4.4mmol/L，Ca^{2+} 1.77mmol/L，Na^+ 137mmol/L，CL^- 110mmol/L，Cr 40μmol/L，CK（肌酸激酶）17U/L，LDH 453U/L，AST 40U/L；心肺四项：NT-proBNP（氨基末端脑钠尿肽）1919.3pg/ml，c-TnI（心肌肌钙蛋白）0.03ng/ml，MYO（肌红蛋白）13.54ng/ml，CK-MB（肌酸激酶同工酶）1.44ng/ml；血沉：45s；PCT（降钙素原）：2.71ng/ml，D-二聚体2.68ng/ml；血气分析：pH 7.4，pO_2（氧分压）45.7mmHg，pCO_2（二氧化碳分压）30.1mmHg，BE（碱剩余）0.5；胸部CT（图8-2）：双肺肺炎、

双侧胸腔积液；心脏超声：无先天性心脏病，肺动脉压64mmHg，右房、右室稍大、二尖瓣轻度关闭不全、左室收缩功能正常；贫血系列：铁蛋白>1500ng/ml，叶酸4.06nmol/L，维生素B_{12} 206pmol/L；骨穿（-）；心电图：窦性心动过速。

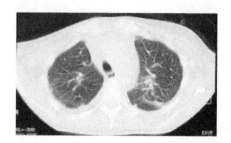
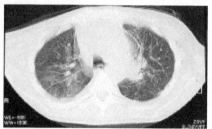

图8-2　胸部CT

根据以上化验及相关影像学检查，考虑肺部感染，双侧胸腔积液，肺动脉高压，心功能不全，贫血。

【治疗】①肺部感染给予头孢曲松抗炎处理；②托拉塞米利尿、硝酸异山梨酯及奈西立肽扩血管、降肺动脉压等治疗；③考虑贫血为营养不良性贫血给予补充叶酸治疗。

因肺动脉高压，不除外肺栓塞，于8月11日行胸部CTA（图8-3）：双肺肺炎、纵隔及双侧腋窝偶发淋巴结增大、双侧胸腔积液、心包积液。

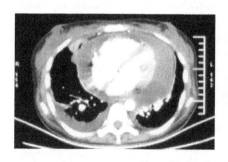
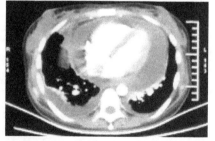

图8-3　胸部CTA

胸部CTA未见肺动脉栓塞，肺动脉高压原因不明，行风湿筛查及风湿15项检查发现血沉加快及类风湿因子增高，抗核抗体1:320；唇腺活检：腺泡及导管周围可见多灶状淋巴结浸润（>100个），考虑干燥综合征，给予泼尼松龙30mg/d，来氟米特10mg/d治疗，患者症状逐渐缓解，于8月24日出院。

病例分析

肺动脉高压是一种病理生理状态，在静息状态下，右心导管测量>25mmHg即为肺动脉高压。肺动脉高压病因分为六大类：

（1）动脉性肺动脉高压：高血压、糖尿病、冠心病等疾病会并发心功能不全，引起肺循环血流动力学改变和肺血管重构，进一步导致肺动脉高压。

（2）先天性心脏病（先心病）相关性肺动脉高压：心脏室间隔缺损导致左向右分流；

（3）缺氧和（或）肺部疾病引起的肺动脉高压：慢性支气管炎、肺气肿、COPD等慢性肺部疾病高发；支气管扩张、肺结核等由于肺泡缺氧，继而发生低氧性肺血管收缩，肺动脉压升高。

（4）肺动脉栓塞导致的肺动脉高压。

（5）其他。如代谢性疾病、血液系统疾病、肿瘤性疾病、血吸虫病、艾滋病毒感染等均可以引起肺动脉高压。

在没有明确疾病病因的情况下，先采取一般氧疗，改善氧供，使用扩张肺动脉血管的药物，减轻肺动脉高压，在此期间需要通过心电图、肺动脉血管造影、肺部高分辨CT、心脏超声等相关检查确定疾病性质。肺动脉高压常见的原因为肺动脉血管栓塞、肺源性心脏病、先天性心脏病左向右分流等，如果没有以上几种情况，需要再次从以上肺动脉高压的5种情况中寻找原因，反复询问病史、既往史及查体对于疾病的早期诊断非常重要。

患者年轻女性，主因活动后喘憋伴随胸闷，夜间不能平卧来诊，在外院及我院检查均有 BNP 增高，考虑心功能不全。因心功能不全的病因很多，找到相关病因是难点，行心电图及心脏超声检查示心电图正常，心脏彩超发现患者存在肺动脉高压。肺动脉高压是一种病理生理状态，先天性心脏病、长期的肺部疾病、血液系统疾病、结缔组织疾病等都可以导致肺动脉高压。患者最近 3 个月反复出现喘憋，考虑为新近获得性肺动脉高压的可能性大，行肺动脉血管造影（CTA）未见肺动脉栓塞。根据"一元论"解释，结合患者间断关节疼痛、肺动脉高压等因素，结缔组织系统疾病可能性大，行相关检查，考虑为干燥综合征。

患者消瘦，左臂及右手有纹身，肺动脉高压，起初考虑可能为吸毒获得性艾滋病导致的心脏及肺动脉血管改变导致的肺动脉高压，经过多次追问病史及术前免疫筛查，排除此情况的可能。

贫血情况考虑为干燥综合征导致的肺动脉高压，引发胃肠道供血异常，营养物质吸收障碍，此患者考虑为结缔组织病后给予激素等相应治疗，症状改善，所以符合诊断。

📋 病例点评

急诊科治疗原则为"先救命，后治病"。由于患者大多是以症状就诊，挽救生命和改善症状是第一要务。此患者因胸闷伴随喘憋就诊，需先改善患者喘憋情况，再根据问诊及其相关检查确定大概的疾病范围，需大胆假设小心求证。

参考文献

1. 葛均波，徐永健，王辰. 内科学. 9 版. 北京：人民卫生出版社，2018.

2. 国家风湿病数据中心，中国系统性红斑狼疮研究协作组．中国成人系统性红斑狼疮相关肺动脉高压诊治共识．中华内科杂志，2015，54（1）：81 – 86.

3. 曾小峰．结缔组织病相关肺动脉高压—风湿病的新挑战．中华风湿病学杂志，2010，14（2）：73 – 75.

4. 陈灏珠，林果为，王吉耀．实用内科学．15 版．北京：人民卫生出版社，2017.

5. Galiè N，Humbert M，Vachiery JL，et al. 2015 ESC/ERS Guidelines for the diagnosis and treatment of pulmonary hypertension：The Joint Task Force for the Diagnosis and Treatment of Pulmonary Hypertension of the European Society of Cardiology（ESC）and the European Respiratory Society（ERS）：Endorsed by：Association for European Paediatric and Congenital Cardiology（AEPC），International Society for Heart and Lung Transplantation（ISHLT）．Eur Heart J，2016，37（1）：67 – 119.

（刘铮）

009
曼陀罗中毒 1 例

📋 病历摘要

患者一家三口均以"口干、恶心、乏力 1 小时余来诊"，查体除上述症状外，均有不同程度的答非所问、躁动不安、精神幻觉等，无恶心、呕吐，无腹痛、腹泻、发热等症状，初步诊断为食物中毒。在积极给予抑酸、解毒、促排治疗的同时，再次追问病史，3 位患者在午餐时均进食过自家菜地种植的菠菜，并在饭后 2 小时左右发病，由于是在本院宿舍居住，当下我院医师便陪同家属到其自种地采摘菜，由此考虑曼陀罗中毒。

【诊疗汇总】①患者一家三口均饭后先后发病；②病程中除有口干、恶心、乏力外，均有不同程度的答非所问、躁动不安、精神幻觉等意识障碍；③三位患者在午餐时均进食过自家菜地种植的菠菜。

笔记

病例分析

曼陀罗又名"洋金花"，多野生在田间、沟旁、道边、河岸、山坡等地方，主要危害棉花、豆类、薯类、蔬菜等。曼陀罗中毒一般为误食曼陀罗种子、果实、叶、花所致。曼陀罗果及叶含有阿托品、山莨菪碱、东莨菪碱等毒性物质，一般在食后0.5～3小时发病，先后出现周围神经系统症状及中枢神经系统症状。

临床主要表现为：①一般食后0.5～2小时出现症状，早期症状为口咽发干、吞咽困难、声嘶、脉快、瞳孔散大，皮肤干燥潮红、发烧等。②食后2～6小时可出现谵妄、幻觉、躁动、抽搐、意识障碍等精神症状。③严重者常于12～24小时出现昏睡、呼吸浅慢、血压下降甚至发生休克、昏迷和呼吸麻痹等危重征象。

治疗：即刻进行。①洗胃、导泻。以1：5000高锰酸钾或1%鞣酸洗胃，然后以硫酸镁导泻或灌肠，中毒时间长者可用生理盐水做高位洗肠，迅速清除毒物，减少体内吸收。②拮抗剂。用3%硝酸毛果芸香碱溶液皮下注射，以拮抗莨菪碱作用，15分钟1次，直至瞳孔缩小、对光反射出现，口腔黏膜湿润为止。也可用水杨酸毒扁豆碱皮下注射，每15分钟1次，可用数次，直至症状减轻。③对症治疗烦躁不安或惊厥时可给予氯丙嗪、水合氯醛、苯巴比妥、安定等镇静剂，但忌用吗啡或长效巴比妥类，以防增加中枢神经的抑制作用。对于中毒引起中枢神经抑制的患者，应给予吸氧并作人工呼吸。对惊厥昏迷的重症病儿可肌注新斯的明，每3～4小时1次；高热时用冰袋降温，酒精擦身或应用解热剂等。

引起"口干、恶心、乏力"的常见疾病有以下几种：

（1）流行性感冒（胃肠型）。是由流感病毒引起的急性传染病，起病急骤，以全身症状为主，呼吸道症状轻微；可以出现恶心、口干、乏力等症状。

（2）糖尿病：①多饮、多尿、多食和消瘦，严重高血糖时出现典型的"三多一少"症状，多见于1型糖尿病。发生酮症或酮症酸中毒时"三多一少"症状更为明显。②疲乏无力、肥胖，多见于2型糖尿病。2型糖尿病发病前常有肥胖，若得不到及时诊断，体重会逐渐下降。

（3）低钠血症。血清钠＜135mmol/L，称为低钠血症。血清钠仅反映钠在血浆中浓度的降低，并不一定表示体内总钠量的丢失，总体钠可以正常或者稍有增加。临床上较为常见，特别在老年人中。主要症状为软弱乏力、恶心、呕吐、头痛、嗜睡、肌肉痛性痉挛、神经精神症状和可逆性共济失调等。

病例点评

本例3位患者均在进食自家菜地种植的菠菜后2小时发病，病程中除有口干、恶心、乏力外，均有不同程度的答非所问、躁动不安、精神幻觉等，故考虑曼陀罗中毒。

（郝晓庆）

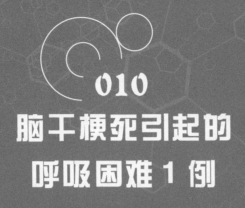

010
脑干梗死引起的
呼吸困难1例

病历摘要

患者，女，77岁。主因"咳嗽、气紧3天，加重伴呼吸困难1天"入院。2017年12月22日始出现咳嗽、咳痰，为黄白色痰，感气紧，自觉发热，伴畏寒，未监测体温，自行口服感冒胶囊等药物治疗，上述症状缓解不明显；近1天上述症状加重，气紧明显，呈叹气样呼吸，并出现发热，体温最高达39.6℃，伴胸痛，不伴咯血等，就诊于当地医院。化验血常规：WBC 23×10^9/L；胸部CT（图10-1）示双肺片状密度增高影，予抗感染、平喘、雾化等对症治疗后体温可降至正常范围，但气紧缓解不明显，为求进一步诊治急诊入院。既往发现血压升高1年，未明确诊断及治疗。支气管哮喘病史4~5年。查体：体温35.5℃，脉搏122次/分，呼吸23次/分，

笔记

血压 145/99mmHg, 发育正常, 营养中等, 急性病容, 呈叹气样呼吸, 神志清楚, 言语尚流利, 双肺呼吸音减弱, 双肺底可闻及少许干鸣音及湿性啰音; 心率 122 次/分, 律齐, 未闻及病理性杂音; 双侧巴氏征弱阳性。入院后化验血气分析: pH 7.28, PO_2 61.7mmHg, PCO_2 47.1mmHg, HCO_3^- 22.3mmol/L, Lac 2.2mmol/L; 血常规: WBC 18.94×10^9/L, Hb 157.0g/L, PLT 173.00×10^9/L, 中性粒细胞绝对值 17.68×10^9/L; CRP 334.67mg/L; 生化: 天门冬氨酸氨基转移酶 (AST) 48.00U/L, 糖 (GLU) 9.47mmol/L, CK 381.39U/L, CK-MB 34.30U/L, LDH 458.10U/L, 羟丁酸脱氢酶 303.60U/L; 降钙素原 49.31ng/ml。胸部 CT 示双肺可见小片状密度增高影; 头颅 CT 示左侧脑干低密度影, 双侧额叶可疑密度影, 考虑为脑干梗死 (图 10 - 2)。

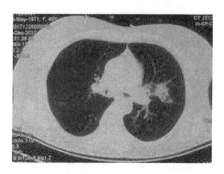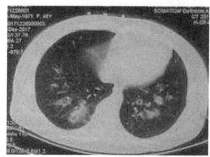

图 10 - 1　胸部 CT

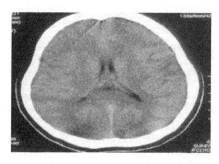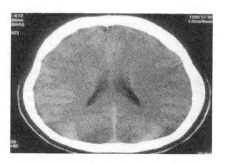

图 10 - 2　头颅 CT 示左侧脑干低密度影

【诊疗汇总】①病程有咳嗽、气紧、发热、胸痛；②既往有支气管哮喘、高血压病史；③急性病容，呈叹气样呼吸，双肺呼吸音减弱，双肺底可闻及少许干鸣音及湿性啰音；双侧巴氏征弱阳性。④胸部 CT 提示双肺可见小片状密度增高影，与患者呼吸及全身系统症状不匹配。⑤头颅 CT 提示左侧脑干低密度影，双侧额叶可疑高密度影。考虑为脑干梗死。

病例分析

呼吸困难是许多疾病常见的临床表现，这类患者发病急、病情变化快，死亡风险高，因此快速准确的对呼吸困难病因做出诊断，及早采取有效的治疗措施，对降低患者死亡率、提高疾病治愈率具有重要价值，例如左/右心功能不全、心包填塞及心包缩窄、心肌病变、COPD、支气管哮喘、肺栓塞及肺炎等的病理机制尚未完全阐明。

引起呼吸困难的常见原因有：①心源性呼吸困难。可以见于各类心脏病引起的心功能衰竭，也可见于大量心包积液。②肺源性呼吸困难。主要是由呼吸道、肺循环、胸廓及呼吸肌的各种疾病引起的通气、换气功能障碍。③中毒性呼吸困难。由呼吸中枢受毒物刺激或药物抑制所致。④血源性呼吸困难。因红细胞携氧减少或大出血休克刺激呼吸中枢等所致，见于重症贫血、休克等。⑤神经精神性与肌肉性呼吸困难。常因颅内压升高和脑供血减少而使呼吸中枢抑制，或神经肌肉麻痹致呼吸肌无力而致的通气不足。⑥其他疾病所致呼吸困难。如大量腹水、腹内巨大肿瘤、妊娠后期、急性传染性疾病伴高热等。

脑干梗死是脑梗死的一种，也是最严重的一种。脑干梗死是指椎-基底动脉及其分支血管因动脉硬化、栓塞、痉挛、炎症，导致上述动脉狭窄或闭塞而引起的中脑、脑桥、延髓缺血，从而出现相应的神经系统症状和体征，本病严重者常可危及生命。脑干梗死最常见于脑桥，主要病理改变是脑软化，多见于中老年人，常常有高血压动脉硬化或基底动脉供血不足病史。脑干梗死发病较急，主要表现为偏瘫或四肢瘫痪、吞咽及发音困难、高热、意识障碍（昏迷、缄默症等）。由于受累血管不同引起不同部位的梗死，可表现为各种交叉性瘫痪。主要临床表现：呼吸表浅、节律不齐、双吸气、叹气样呼吸、呼吸暂停、潮式呼吸等。此外尚有其他表现，如瞳孔变化、血压上升、肌张力增加、抽搐等。

治疗重在维持生命体征和预防并发症，包括溶栓治疗、抗血小板聚集及抗凝药物治疗、神经保护剂应用、血管内介入治疗和手术治疗、中医治疗等。最好的治疗方法就是加强脱水降颅压和立即应用呼吸机控制呼吸，保证脑和重要器官不致因缺氧而造成脑的不可逆性损害，以达到增加存活机会和减少致残的效果。

而本病虽以呼吸困难为首发症状，但症状、体征与胸部CT影像学不符，此时应考虑是否存在脑血管病所致的中枢性呼吸困难，查体双侧巴氏征弱阳性，头颅CT提示脑干梗死，故支持本病。

🩺 病例点评

脑干梗死导致自主呼吸停止是患者非常危重的紧急情况之一，且很多患者因呼吸不能成功复苏而死亡，因此，呼吸停止的复苏抢救治疗非常重要，也是抢救患者生命最关键性的措施之一。中枢性呼吸停止的原因为呼吸中枢（延髓、桥脑、丘脑）的直接损伤或继发损害导致呼吸衰竭或呼吸停止，称之为中枢性呼吸衰竭（或停止）。

参考文献

1. 李蕴琛，郭洁，罗仲秋. 老年人脑干血管病伴发中枢性睡眠呼吸暂停四例. 中华老年医学杂志，2001，20（4）：311.

2. Benarroch EE. Brainstem respiratory chemosensitivity：new insights and clinical implications. Neurology，2007，68（24）：2140－2143.

3. Weese-Mayer DE, Berry-Kravis EM, Ceccherini I, et al. An official ATS clinical policy statement：Congenital central hypoventilation syndrome：Geneic basis，diagnosis，and management. Am J Respir Crit Care Med，2010，181（6）：626－644.

4. 郑建玲，陈跃鸿，陈雪娇. 延髓病变继发Ondine's curse综合征临床分析. 中风与神经疾病杂志，2014，31（9）：785－789.

5. 范兆荣. 延髓梗死致呼吸停止1例. 卒中与神经疾病，2011，18（5）：315.

6. 呼吸困难诊断、评估与处理的专家共识组. 呼吸困难诊断、评估与处理的专家共识. 中华内科杂志，2014，53（4）：337－341.

（郝晓庆）

笔记

011
头部外伤后头晕、胸闷1例

病历摘要

患者，男，57岁。主因"头部外伤后出现头晕、胸闷3天"收入本院。患者因骑自行车摔伤头部后出现头晕伴胸闷，有恶心、呕吐，呕吐物为胃内容物，无意识障碍，无胸痛，由"120"送入外院，在外院行头颅CT检查后考虑硬膜下血肿。心电图检查示窦性心律。在外院输液观察治疗，第2天再次出现胸闷，复查CK-MB 9.4ng/L，肌钙蛋白T 0.17ng/L。患者反复出现胸闷，输注硝酸异山梨酯注射液可以缓解，复查2次心电图，未见明显异常，心肌酶升高，考虑非ST段抬高性心肌梗死，后转入本院。查体：血压130/80mmHg，神清语利，双肺呼吸音清，未闻及干湿性啰音，心率78次/分，律齐，腹部软，无压痛，双下肢无水肿。四肢肌张力不高，双下肢巴宾斯基征、凯尔尼格征、布鲁金斯氏征均阴性。既往史：高血压10年（长期口服硝苯地平），2型糖尿病5年（血糖控制稳定）。考虑患者为硬膜下血肿、非ST段抬高性心肌梗死。本次入院后完善相关的检查：①复查头颅CT示无明显改变。②复查心电图示窦性心律，心率为70次/分，V5～V6 T波倒置；心肌酶检查结果示CK-MB 9.4ng/L，肌钙蛋白T 0.17ng/L，肌钙蛋白I 1.34ng/L。③超声心动图示左室壁活动减弱，左心房增大，左心室射血分数0.62。④胸片示未见肋骨骨折。给予扩冠治疗（硝酸异山梨酯50mg持续缓慢静脉点滴），因患者存在硬膜下血肿，无法使用抗凝药物，同时积极控制血压，间断利尿，以减轻颅内高压，对症处理。患者观察7天后，心肌酶恢复正常，复查头颅CT，血肿大量吸收，患者无不适症状后出院。患者发病2个月后复诊，行心脏血管造影检查冠状动脉轻度堵塞30%～50%，未达到放置冠状动脉支架的程度）。

病例分析

患者主因外伤后出现头晕伴胸闷，结合患者临床表现、体征及相关辅助检查结果，考虑诊断为"硬膜下血肿、非ST段抬高性心肌梗死"。患者外伤之前，无胸闷，无头晕及任何不适，受伤后出现头晕及胸闷，可以推测患者摔伤不是因为心脏疾病所导致的，那么出现的心肌梗死是否为脑外伤导致就值得深究。该患者以外伤后头痛，胸闷为主要表现，结合临床所有的症状，最好使用一种疾病，即"一元论"来解释。考虑患者后期诊断的非ST段抬高性心肌梗死为硬膜下血肿导致的，诊断为脑心综合征。

脑心综合征（cerebrocardiac syndrome，CCS）是指因急性脑病

导致的主要表现为脑出血、蛛网膜下腔出血、急性颅脑外伤累及下丘脑、脑干自主神经中枢所引起的类似急性心肌梗死、心内膜下出血、心肌缺血、心律失常或心力衰竭的统称。当脑病渐趋平稳或好转时则心脏病症状及心电图异常随之好转或消失。

发生机制：①自主神经功能紊乱。大脑对心脏有调配功能，因此出现脑血管疾病则会导致自主神经功能紊乱，从而导致心脏出现控制和调配紊乱，进而导致心肌损伤。②神经内分泌机制。脑神经损伤后，出现全身儿茶酚胺分泌增多，出现心脏内环境的紊乱，心肌营养不良坏死，损伤心肌细胞。③心脑血管病变存在共同的病理基础，如高血压、糖尿病、动脉粥样硬化等为脑和心血管共同的常见病因。④脑出血。导致颅内压增高，血管阻力增大，供血减少。临床表现为脑血管疾病发病 12～72 小时内出现心电图异常，这与脑血管疾病的水肿高峰期有关。此外，心律失常及传导异常恢复较快。诊断脑心综合征，首先除外脑血管病发生前，心瓣膜和心肌原来无器质性病变，而后根据心电图检查进行诊断。

脑心综合征发病机制很多，但是比较得到大家认同的主要为患者交感神经系统兴奋，心脏冠状动脉出现痉挛导致供血减少，从而出现心肌梗死表现。患者一般既往伴随有高血压、糖尿病、高脂血症等疾病，脑血管和心脏血管存在动脉粥样斑块。临床上多见低血压休克、感染中毒性休克、化脓性胆管炎、呼吸衰竭等症状。导致非 ST 段抬高性心肌梗死的病因均为本身血管存在问题，血容量或者血中携氧降低导致的心肌损伤。对于脑心综合征的治疗主要以治疗原发病，以对症治疗为主，减轻颅内高压，控制血压防止脑疝发生。

脑心综合征尤其是重症及老年患者，应及时发现心脏异常，同时要注意保护心脏，进行心电血压监护或及时复查心电图。同时针对心电图异常情况给予相应治疗，并注意水、电解质平衡，以免电解质紊乱诱发心律失常。在治疗脑部病变时，避免或慎重应用增加心脏负担的药物，注意补液速度及控制补液量，在快速静滴甘露醇溶液进行脱水治疗时，动态观察心率和血压情况，及时调整治疗方案，安全度过脑卒中急性期，以缓解或消除脑心综合征的发展，以期获得最好的转归，减少死亡率。心脏方面，可行 CT 血管造影术或者冠状动脉造影检查，明确冠状动脉的情况。

临床中以非心脏疾病症状表现来就诊的患者出现非 ST 段抬高性心肌梗死的情况很多，多数患者本身就存在心脏冠状动脉的血管动脉粥样斑块或者硬化的情况，因此只是伴随一种诱因导致疾病出现。脑心综合征也是其中的一种情况，需要同急性心肌梗死导致的阿斯综合征相鉴别，此病患者发病前无胸部不适症状，摔伤后才出现胸闷等症状。

鉴别诊断方面，患者摔伤后出现头晕伴随胸痛应除外：①主动脉夹层。该病患者会出现突发的、剧烈的胸背部撕裂样疼痛，多数患者同时伴有难以控制的高血压。CT 血管造影、磁共振检查及直接的数字剪影血管造影等检查可明确。本例患者就诊时，血压正常，胸片中上纵隔影无明显增宽，因此暂除外主动脉夹层可能。②胸部肌肉损伤及肋骨骨折。表现为呼吸或者活动时局部疼痛、按压痛，患者在就诊时应行胸片检查除外肋骨骨折的可能。

治疗方面：首先治疗原发病，心肌梗死以对症及扩血管治疗为主。治疗手段主要为：①病因治疗。心脏活动的异常和心电图改变可随着原发病的好转而逐渐恢复正常。②保护心脏功能。对有心肌损害或心功能不全者，应尽量少用脱水剂如甘露醇，以减轻心脏的负担，避免发生心力衰竭，可适当选用利尿剂。心肌有缺血性损害时，其治疗与脑梗死相似可给予扩容剂、抗血小板聚集剂、溶栓剂等。③药物治疗。病因治疗的同时联合肾上腺素 β 受体阻滞药能获得良好疗效。④亚低温脑保护治疗。亚低温脑保护在创伤性颅脑损伤治疗中的应用能够通过减少自由基的产生而减轻脑出血与脑水肿，从而提高疗效，且安全性也比较好。

病例点评

本例患者为外伤后出现硬膜下血肿后期伴随非 ST 段抬高性心肌梗死，诊断为脑心综合征。需要与硬膜外血肿相鉴别，硬膜外血肿多是直接暴力之下的损伤，部位多发生在硬膜和骨膜之间，往往有颅骨骨折，引起剧烈头痛并常伴有呕吐，但不合并脑其他损伤，意识较清楚，通过头颅 CT 可以鉴别。同时需将硬膜下血肿和心肌梗死这两种疾病的发生及关系相鉴别，排除突发急性心肌梗死导致患者摔伤，方可以诊断。

参考文献

1. 刘元生．急性脑卒中的心电图表现．临床心电学杂志，2014，23（4）：241－249.

2. 李英，王鑫，王娜．急性脑梗死患者心电图异常机制判定及处理．河北医药，2014，(3)：391－392，393.

3. Lazaridis C. Brain Injured and Heart Strained. Crit Care Med, 2018, 46 (6): 1023－1024.

4. 胡学安，胡世颉，李兵，等．亚低温脑保护在创伤性颅脑损伤治疗中的应用效果分析．陕西医学杂志，2014，(4)：398－400.

5. Maida C, Tuttolomondo A, Di Raimondo D, et al. Management of Blood Pressure and Heart Rate in Patients with Acute Stroke. Curr Pharm Des, 2017, 23 (31): 4583－4597.

笔记

（曹靖）

012
中年女性胸痛 1 例

病历摘要

患者，女，49 岁。主因"胸痛 3 小时余"入院。2018 年 8 月 23 日 14 时，吃饭过程中突然出现胸部疼痛，范围从咽部至剑突下，呈憋胀性疼痛，持续不缓解，伴大汗，不伴头晕、黑蒙，吞咽困难，疼痛未放射至后背及心前区。既往高血压病史 10 余年，平素血压控制不详。入院查体：体温 36.2℃，脉搏 74 次/分，呼吸 20 次/分，血压：左 203/129mmHg，右 192/126mmHg。贫血貌，双肺呼吸音清，未闻及干湿性啰音。心率 74 次/分，律齐，各瓣膜听诊区未闻及病理性杂音。腹软，无压痛及反跳痛，肝脾肋下未及，未触及肿块。双下肢无水肿，双侧足背动脉可触及波动。常规实验室检查：心梗标志物（2018 年 8 月 23 日）肌酸肌酶同工酶、心肌肌钙蛋白 I 均

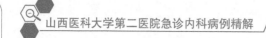
正常，肌红蛋白 192.8ng/ml。

心脏彩超示各房室腔大小正常，室壁运动未见异常，升主动脉、主动脉弓、降主动脉、腹主动脉近心端管腔清晰，腔内 CDFI 彩色血流信号好。左心功能：射血分数 65%。超声提示二尖瓣口少量返流，左室收缩功能正常。

行 CTA 检查未见异常。持续给予降压、扩冠治疗，血压降至正常范围，患者感胸痛症状明显缓解。入院 6 小时复查心电图无动态演变，心肌酶升高，诊断急性心肌梗死，急诊行 PCI，放支架一枚。

病例分析

胸痛是指位于胸前区的不适感，包括闷痛、针刺痛、烧灼、紧缩、压榨感等，有时可放射至面颊及下颌部、咽颈部、肩部、后背部、上肢或上腹部，表现为酸胀、麻木或沉重感等。本病例患者以高血压伴胸痛为首发症状，在血压控制后，症状有所缓解，监测心梗标志物发现异常，但心电图变化不明显。因此症状是最关键的，检查为辅助。

（1）高危的初步判断。出现如下信号可怀疑高危胸痛，应及时监测生命体征并加快诊疗进程：①接诊时胸痛正在发作；②中等程度以上的胸痛；③持续疼痛（尤其是持续 20 分钟以上）；④静息或轻微活动下发作的胸痛；⑤近 8 周内反复发作或逐渐加重（尤其是近 2 天内）；⑥胸痛时伴有意识丧失、气紧、乏力、出汗、恶心等症状。

（2）警惕不典型症状。①持续时间超过 48 小时；②触诊时复制类似疼痛；③刺痛；④上腹痛、恶心、呕吐；⑤胃肠道药物、NSAIDs 可缓解疼痛；⑥胸痛发生率随年龄下降：70 岁 70%、80 岁 50%、

85 岁 38%；⑦老年人和女性要特别注意不典型表现如呼吸困难、晕厥等。

（3）心电图检查（ECG）。ECG 是评估和处理急性缺血事件决策的中心环节，任何胸痛患者均应尽快行心电图检查，所有 STEMI 患者在首次医疗接触（SO-to-FMC）10 分钟内记录 ECG。

（4）心肌标志物检测。心肌标志物检测是诊断心梗的重要指标，20 分钟内完成定量检测。只要肌钙蛋白高于正常，无论 CK-MB 如何，住院死亡率均会增加。

（5）再次评估。经过前三步也不能够诊断 ST 段抬高型心肌梗死时，需要综合判断其他心血管急症的危险信号：突然起病；剧烈疼痛；撕裂样、尖锐性质的疼痛；胸痛伴有背痛和腹痛；新发的主动脉反流性杂音；呼吸、咳嗽、体位改变、吞咽时胸痛加重；伴有心动过速和严重呼吸困难；心包摩擦音；马凡综合征的其他临床征象；已知的主动脉瓣膜病史；已知的胸主动脉瘤病史；近期的心肌梗死病史；近期的心血管手术史。

（6）再次评估后怀疑主动脉夹层。怀疑主动脉病变时必须问的 4 个问题：①是否呈撕裂样疼痛？②是否以最剧烈程度起始？③是否向背部、腹部、腿部放射？④既往是否有高血压病史？询问上述 4 个问题，可以检出 90% 的主动脉夹层（dissection of aorta，DA）。得到阳性答案后，即高度怀疑主动脉病变，之后考虑影像学检查。①快速安全床旁经胸腹超声多普勒：筛查 A 型主动脉夹层及其并发症。②需外出增强螺旋 CT：显示真假腔间内膜片及主动脉弓受累情况，有转运风险。③快速安全床旁心电图检查，对于肺栓塞而言，既往认为 S1、Q3、T3，是有价值的经典心电图提示，但其实 S1、Q3、T3 改变的特异性和敏感性都不高，只要有右心的高负荷，心电图就有可能出现 S1、Q3、T3。临床上也发现过，肺栓塞的患者，心电图反而没有 S1、Q3、T3。

🩺 病例点评

面对以胸痛为主诉的患者，首要任务是快速查看患者生命体征，行心电图、心肌酶的检查，必要时行 D-二聚体检测，要动态监测。原则：优先排查致命性胸痛，快速、准确鉴别诊断；以最短时间组织实施治疗。

第一步：快速评估。快速地查看患者生命体征，简要收集临床病史，判断是否存在危险性或者潜在的危险性，以决策是否需要立即对患者实施抢救。对于生命体征异常的胸痛患者，为高危患者，需马上紧急处理。在抢救同时，要积极明确病因；对生命体征稳定的胸痛患者，详细的询问病史是病因诊断的基石。

第二步：经上述检查，明确为 ACS，即进入 ACS 救治流程；未发现明确病因者，进入 ACS 筛查流程。

第三步：排除 ACS 后，逐步鉴别诊断急性主动脉夹层、急性肺动脉栓塞、气胸，并积极采取救治措施。

第四步：在排除致死性胸痛后，逐步排查非致死性胸痛疾病，对因对症治疗。

参考文献

1. 张国正，梁岩，蔺亚晖，等．高敏心肌肌钙蛋白 I 浓度及变化诊断急性心肌梗死的中国人群临床应用研究．中国循环杂志，2019，34（1）：44 – 49.

2. 颜红兵，向定成，刘红梅，等．ST 段抬高型急性心肌梗死院前溶栓治疗中国专家共识．中国医学前沿杂志，2018，26（4）：181 – 190.

（庄黎黎）

013
上消化道出血——
呕血伴黑便1例

病历摘要

　　患者，男，46岁。2天前午饭后出现呕吐，呕吐物为胃内容物，后出现呕鲜血，量约为300ml，伴头晕、心慌，无腹痛，遂就诊于当地医院。查血常规、生化等相关检查，Hb 103g/L，考虑"上消化道出血"。给予禁饮食、抑酸治疗，治疗期间出现排黑便2次，量约为100ml。2小时前再次出现呕血，呕血量约为1000ml，后转入我院。急诊体格检查：血压90/45mmHg，脉搏120次/分，呼吸19次/分，体温36.2℃。患者神志清楚，神情淡漠。平车推入病房，双侧眼结膜苍白，双肺呼吸音粗，未闻及明显干湿性啰音，心率120次/分，律齐，腹软，无明显压痛，肠鸣音亢进（约为5～6次/分），双下肢无明显可凹性水肿。辅助检查：血常规：WBC

笔记

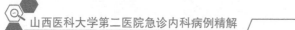

13. 64 × 10^9/L，NE% 86. 71%，Hb 53g/L；生化：BUN 8. 4mmol/L，
Na$^+$ 136mmol/L，血糖 6. 8mmol/L，二氧化碳结合力 18mmol/L；凝
血功能：APTT 16s，PT 6s，白蛋白 26g/L。心电图正常；腹部超
声：肝实质回声增强，符合肝硬化表现；术前免疫检查：乙肝病毒
（＋）。诊断：上消化道出血、胃底食管静脉曲张破裂出血不除外。
给予抑酸、输血、胃镜、补液对症处理。胃镜检查考虑胃底食管静
脉曲张破裂出血，给予硬化治疗。

病例分析

上消化道出血指屈氏韧带以上的消化道，包括食管、胃、十二
指肠或胰胆等病变引起的出血。上消化道出血首先禁饮食，之后按
照上消化道出血治疗的临床依据使用药物：①1910 年 Schwartz 提出
"无酸无溃疡"，维持 pH ＞6，可以促进血小板聚集和纤维蛋白凝块
的形成，避免血凝块溶解，有利于止血和预防再出血，建议行胃管
定时检测胃液 pH，维持 pH ＞6（奥美拉唑国内目前尚无儿童使用
的经验）。②1982 年 Marshall 与 Warren 提出无幽门螺杆菌无溃疡，
HP（幽门螺杆菌）可以导致黏膜屏障受损造成溃疡引起出血。③有
胃黏膜保护剂无溃疡。此患者腹部超声提示为乙肝肝硬化，故胃底
食管静脉曲张破裂出血的可能性大，使用上述药物期间若无效，应
该早期在出血12～24 小时期间行胃镜明确情况及出血部位下止血
（胃底食管静脉曲张破裂出血首选套扎，其次选硬化）。如医院无法
行急诊胃镜则可行胃管或者三腔二囊管，首先可以观察是否继续出
血，以确定胃镜的时机，再者可以进行止血治疗（止血药物：①凝
血酶冻干粉针、云南白药等建议准备行胃镜检查的患者不用，防止
胃镜下视野不清；②冰盐水 500ml ＋去甲肾上腺素 8mg，0. 5 小时 1

笔记

次；③可灌注硫糖铝混悬液）。胃底食管静脉曲张破裂出血的肝硬化患者，应该早期加用生长抑素和特利加压素以减轻门脉高压从而减少出血。肝硬化患者还要观察患者神志，因为出血会导致肠道氮质血症，引发肝性脑病，所以肝硬化合并胃底食管静脉曲张破裂出血的患者就诊时应查血氨，根据血氨的情况加用门冬氨酸鸟氨酸、复方氨基酸注射液（3AA）或精氨酸（使用前需要查 pH，会导致代谢性酸中毒）。

注意事项：①注意体位，防止误吸导致窒息。②应用抑酸药物。临床常用质子泵抑制剂和 H_2 受体拮抗剂抑制胃酸分泌，提高胃内的 pH 值。推荐静脉使用质子泵抑制剂。埃索美拉唑是起效较快的药物。大剂量埃索美拉唑被推荐为急性上消化道大出血紧急处理的药物选择之一（使用方法：埃索美拉唑 80mg 静脉推注后，以 8mg/h 的速度持续静脉泵入或滴注）。③凝血治疗：对凝血功能障碍建议输注新鲜冰冻血浆，肝硬化患者可以注射维生素 K_1；给予氨甲环酸（可抑制纤维蛋白溶解和血栓降解，属于抗纤溶药，具有止血特性），就消化道出血而言，纤溶在胃肠道出血机制中可能起到作用，但是大量临床研究发现氨甲环酸的使用并未改善患者的死亡率，而氨甲环酸导致深静脉血栓形成（deep venous thrombosis，DVT）以及导致脑血栓的风险远大于消化道出血止血的收益，故不推荐使用；酚磺乙胺（止血敏）是通过促进凝血过程而发挥作用，能够增加血液中血小板聚集性和黏附性，促进凝血物质的释放，加速凝血，虽然说明书中写到胃肠道出血，但是 2015 年《急性上消化道出血急诊诊治流程专家共识（修订稿）》指出静脉止血药物如酚磺乙胺等，难以在上消化道出血处达到有效的治疗浓度，且在急诊科存在栓塞性出血的患者，基于以上原因不作为经验性治疗药物推荐使用；血管加压素（垂体后叶素、血管升压素）可明显控制静脉出血，但不降低病死率，且不良发应较多，容易导致脏器缺血，临床为减轻其不良反应常合并硝酸酯类药物一起使用，应用垂体后叶素和血管升压素联合硝酸酯类药物的不良反应仍高于单独使用特利加压素。为减少不良反应，静脉持续应用高剂量血管升压素的时间限定为不超过 24 小时；生长抑素及其类似物，通过抑制胰高血糖素等扩血管素的释放，间接收缩内脏血管、减少门静脉血流和压力、抑制胃蛋白酶及胃酸分泌，消除胃蛋白酶、胃酸对血凝块的溶解作用，防止血凝块脱落。醋酸奥曲肽注射液（善宁）：0.9% NaCl，500ml（50ml + 醋酸奥曲肽注射液 0.6mg，21ml/h）持续静点；注射用生长抑素（思他宁）0.9% NaCl，500ml（50ml + 注射用生长抑素 6mg，21ml/h）。

🏥 病例点评

该患者以呕血伴黑便就诊，考虑为急性上消化道出血。就诊时 Hb 低于 60g/L，立即给予输注血红蛋白，维持患者有效循环血容量。并给予禁饮食、抑酸、补液、输血等对症处理。行腹部超声检查以及反复追问既往史、饮酒史、输血史，目的是确定大致的消化道出血类型（溃疡出血、肝硬化合并胃底食管静脉曲张破裂出血）。此患者就诊后行腹部超声提示肝硬化，肝硬化出血为胃底食管静脉曲张破裂出血的可能性大。应用生长抑素并加用抗菌药物，如果仍有出血应胃镜下行硬化或者套扎治疗。无条件的医院可以使用三腔二囊管压迫止血。在就诊期间反复检测患者心率、血压、BUN、肠鸣音等，判断是否有继续出血的情况。

参考文献

1. Rios E, Serón P, Lanas F, et al. Evaluation of the quality of clinical practice

guidelines for the management of esophageal or gastric variceal bleeding Eur J Gastroenterol Hepatol，2014，26（4）：422 – 431.

2. Tjwa ET，Holster IL，Kuipers EJ. Endoscopic management of nonvariceal，nonulcer upper gastrointestinal bleeding. Gastroenterol Clin North Am，2014，43（4）707 – 719.

3. Deng H，Qi XS. UK guidelines on the management of variceal haemorrhage in cirrhotic patients（2015）：an excerpt of recommendations. J Clin Hepatology，2015，31（6）：852 – 854.

（刘铮）

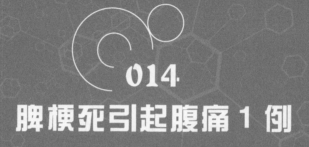

014
脾梗死引起腹痛 1 例

病历摘要

患者，女，51 岁。间断腹痛 18 天，加重 2 天来诊。2017 年 4 月 2 日晚进食猪肝后出现腹痛，定位不准，为绞痛，伴恶心、呕吐，呕吐物初为非喷射状胃内容物，后为黏液，共呕吐约 10 次，无腹泻，呕吐后症状无明显好转，就诊于当地医院，予左氧氟沙星抗感染、艾司奥美拉唑抑酸等治疗 2 日后症状好转出院。后上述症状仍间断出现，在居住地诊所治疗，服用中药 3 剂（具体不详），效果欠佳。2017 年 4 月 17 日转诊于当地市医院，予左氧氟沙星抗感染（余治疗不详）治疗后，症状仍未见明显好转，为求进一步诊治转入我科。自发病以来，精神、食欲欠佳，小便正常，无大便，体重减轻约 4kg。曾于 2017 年 3 月中旬因月经过多就诊于当地县医院，予以避孕药对症治疗 20 余天，自觉服药期间全身不适。查体：急性病容，腹软，左中下腹压痛、反跳痛阳性，肝、脾肋下未触及，未及包块，肠鸣音弱，双下肢无水肿。其余查体未见明显异常。化验检查（表 14 - 1）；腹部彩超：门脉内不均质回声发射（栓子形成？），脾静脉栓子不除外。继以腹部 CT（图 14 - 1）明确为脾梗死。

表 14 - 1 化验检查结果

指标	WBC	NE	尿酮体	D-二聚体	CRP
单位	$(\times 10^9/L)$	(%)	(+/-)	(ng/ml)	(mg/L)
数值	15.7	82	3 +	1240	49.5

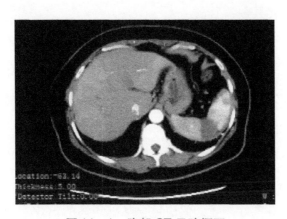

图 14 -1 腹部 CT 示脾梗死

病例分析

急诊腹痛是急诊内科最为常见的症状，临床表现为突发性腹部疼痛，并伴有不同程度的恶心、呕吐、发热、胸闷、呼吸困难、腹泻等症状，该病种的主要特征是发病紧急、病因复杂、病情变化快、症状多样，轻者疼痛难忍，重者发展迅速，可能危及患者的生命安全，故而准确的临床诊疗至关重要。在临床实践中，急诊腹痛的病因多数是由于腹腔内外有器质性病变或机能失常引发的，但腹部以外疾病及全身性疾病也可引起。诊治过程中，对其疼痛特点要仔细分析，并结合细致的体格检查及必要的辅助检查，进行综合分析，才能做出准确诊断，继而进行相应有效的治疗。诊疗过程中，应详细询问病史，注意缺乏典型症状和体征的病例，充分利用辅助检查，密切观察，尽早明确诊断，及时治疗，以防误诊、漏诊。急诊的诊疗过程中，更应该注意评估患者情况，稳定生命体征，以"先救命再治病"为原则，必要时行剖腹探查。

脾梗死，指脾动脉及其分支阻塞，造成局部组织缺血坏死。由于脾动脉是没有交通的终末动脉，又是动脉终末循环部，因此脾梗死的发生率比其他器官高。

脾梗死有不治而愈的倾向。常见病因有栓塞形成，如左心瓣膜血栓或左房附壁血栓脱落；脾动脉内膜的局限性纤维化增厚；其他伴有脾脏肿大的疾病，如二尖瓣疾病、骨髓增生性疾病、动脉炎、脾动脉瘤、动脉硬化、淤血性脾肿大、原发性血小板减少性紫癜、真性红细胞增多症和慢性白血病等疾病。当有门静脉高压等引起脾大时，更易出现脾梗死。大部分脾梗死灶可以自愈或纤维化，保守抗凝治疗即有良好疗效，但应重视基础疾病的治疗。如栓子来自心脏瓣膜病变，则应考虑瓣膜置换术；血液高凝状态引起脾梗死则应抗凝治疗，预防其他部位梗死的发生。脾梗死较少需要手术治疗，对于梗死面积较大、并发脾内大血肿、脾破裂、失血性休克、脾脓肿者应尽早行脾切除术。临床表现患者多见脾大。脾梗死可无临床症状，或仅表现为低热，严重者表现为左上腹剧烈疼痛，临床常延误诊断。CT扫描是目前脾梗死的首选诊断方法，特别是增强CT扫描敏感性及特异性均较高。有病例报道CT检查确诊率高达97.2%。CT扫描不仅可以显示梗死灶大小和有无血栓形成，有时还可以显示梗死的部位，此外还可用于鉴别诊断。

该例患者不洁饮食后出现腹部绞痛，伴恶心、呕吐，给予抗菌药物治疗后好转。分析病情：早期腹痛原因急性胃肠炎不能除外。之后10余天，类似症状间断出现，自发病后入量不足，尿酮体阳性，腹痛考虑饥饿性酮症，补液营养后酮体消失，但仍有腹痛症状，此时酮症引起的腹痛可以排除。结合既往有服用"避孕药"，体内高凝状态，入量不足，容易形成血栓，尤其是左侧腹部疼痛时，应考虑脾梗死可能。查体左中下腹压痛、反跳痛，可能为梗死物质引起局部反应所致，行腹部CT确诊。治疗中，给予抗凝，规律复查。

病例点评

本例患者血液评估为高凝状态，当患者出现不明原因的腹痛，尤其是左上腹疼痛时，应考虑该病，并行腹部CT明确诊断。目前腹痛诊断为脾梗死的病例越来越多，希望得到急诊科医师的高度重视。

参考文献

1. 张涛，张良，卞康. 急诊内科急性腹痛80例临床诊断方法及效果. 临床医学研究与实践，2018，3（6）：32 – 33.

2. 李一鸣，赵娇，刘娟，等. 脾梗死临床特点分析137例. 世界华人消化杂志，2014，22（11）：1607 – 1611.

3. 陈灏珠，林果为，王吉耀. 实用内科学. 14版. 北京：人民卫生出版社，2013.

4. 刘志毅，李丹，金虎，等. 自发性急性完全性脾梗死一例. 中华普通外科杂志，2015，30（11）：919.

5. García-Vázquez J, Plácido Paias R, Portillo Márquez M. Splenic infarction due a common infection. Enfermedades infecciosasy microbiologia clinica, 2017, 36（9）：593 – 595.

（尚开健）

015

全身酸痛伴高钙血症——淋巴瘤1例

📋 **病历摘要**

患者，女，54岁。2015年2月无明显诱因出现全身酸痛，以双侧髋关节及双下肢酸困为主，间断口服索米痛片（2~3片/日）治疗，效果欠佳，且病情渐加重。后出现双下肢疼痛酸困，行走缓慢，甚至活动受限，伴随出现食欲下降，偶有腹部胀痛、乏力、恶心伴呕吐，偶有呕吐咖啡样物，量少，就诊当地医院骨科行相关影像学检查未见明显异常。1日前，患者全身疼痛，乏力较之前加重，口服止痛药物无效，病程中患者无咳嗽、咳痰、胸闷、心慌，无发热。自发病以来，患者精神、食欲差，睡眠欠佳。

【既往史】20年前行子宫肌瘤手术。否认高血压、冠心病及糖尿病等慢性疾病。急诊体格检查：体温36.5℃，呼吸20次/分，脉搏 120 次／分，血压 137/89mmHg，神志清，精神状况差，急性痛苦面容，全身浅表淋巴结未触及肿大及压痛。双肺呼吸音清，未闻及干湿性啰音。心率 120 次／分，律齐。腹软，未见胃肠型及蠕动波，下腹轻压痛，肠鸣音 3~5 次／分。双下肢无水肿，双侧髋关节叩击痛、压痛弱阳性，余关节活动自如。急诊辅助检查：①心电图示窦性心律，心率 120 次／分，ST-T 异常。②第 1 天 WBC 8.13×10^9/L，Hb 104g/L，红细胞平均体积 84.3fl，PLT 125×10^9/L，Na^+ 138mmol/L，Cl^- 101mmol/L，Ca^{2+} 3.28mmol/L。CK-MB 60U/L，LDH 64661U/L，AST 146U/L；第 2 天 WBC 7.29×10^9/L，Hb 93g/L，平均红细胞体积 82.6fl，PLT 118×10^9/L，Na^+ 135mmol/L，Cl^- 93mmol/L，Ca^{2+} 3.26mmol/L。CK-MB 65U/L，LDH 6883U/L，门冬氨基转移酶 1231U/L。③甲状腺功能，血清游离三碘甲状腺原氨酸 3.23pmol/L，血清游离甲状腺素 16.5nmol/L，血清促甲状腺素 1.67mlU/L，甲状旁腺激素 3.2ng/L。④风湿及免疫检查，C 反应蛋白 284mg/L，IgA 0.75g/L。⑤肿瘤标志物检查，糖链抗原 72-4 为 12.35U/L，糖类抗原 125 为 303.55U/L，其余检查（−）。⑥凝血功能、血气分析正常。期间：①对症治疗，给予止痛，加用抑酸药物保护胃黏膜。②降钙治疗，鲑鱼降钙素剂量为 2~8U/kg，每 6 小时肌注或皮下注射 1 次。

【妇科超声】双附件区实性低回声区，盆腔积液。腹盆部 CT 检查提示子宫占位。阴道镜检查考虑为淋巴组织瘤样增生，病理活检中发现黏膜内大量淋巴样大细胞或异型细胞浸润（图 15 − 1），考虑为弥漫性大 B 细胞淋巴瘤，行正电子发射计算机断层显像检查提示颈部及腹股沟淋巴结肿大，行淋巴结穿刺病理及免疫组化结果支持弥漫性大 B 细胞淋巴瘤（图 15 − 2），免疫组化结果：CD20（＋），CD10（＋），LCA（＋），MUM-1（＋），BCL-2（＋），CD79α

（+），LDH 6883U/L，最终考虑为：弥漫性大 B 细胞淋巴瘤。家属考虑患者体质差，放弃化疗和放疗。

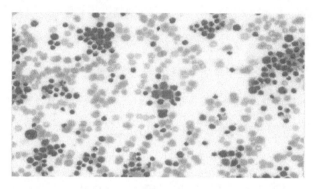

图 15 -1　病理示子宫淋巴组织瘤样增生（HE×400）

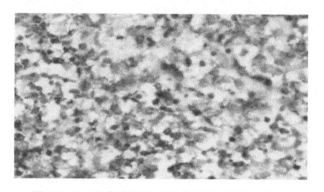

图 15 -2　患者病理免疫组化结果（HE×400）

病例分析

鉴别诊断：

（1）颈椎疾病。会出现肌肉劳损等症，颈部活动时可能会出现四肢无力、手指发麻等症状，但很少出现四肢疼痛，除非出现卡压神经导致过电性疼痛，行颈部磁共振检查可明确。

（2）血钙增高。①甲状腺功能亢进：可增加骨质吸收，当骨吸收超过骨形成即可发生高钙血症，降钙素水平下降也可以引发。

②结节病：对维生素 D 吸收增强导致钙吸收增加，可行肠道造影、肠镜检查排除。③维生素 D 中毒：维生素 D 过量，肾小管对钙的重新收增多，从而形成高钙血症，可以行维生素 D 检查，此病多见于治疗佝偻病或慢性肾功能不全的患者。

（3）皮肌炎。以淋巴细胞浸润横纹肌为主的非化脓性炎症病变，表现为对称性肢带肌、颈肌及咽肌无力，可行肌电图及肌肉活检排除。

（4）骨髓瘤。浆细胞异常增生的恶性肿瘤，常伴有溶骨、高钙血症。可行免疫球蛋白、本周蛋白和骨髓穿刺检查明确。

患者为高钙血症，但摄入及排泄未见异常，则考虑高钙血症可能为甲状旁腺功能亢进所致，患者血钙为 3.26mmol/L，但甲状旁腺激素为 3.2ng/L，不符合甲状旁腺功能亢进指标。高血钙而全段甲状旁腺激素低，则要高度警惕肿瘤引起的假性甲状旁腺功能亢进，必须进行全身检查确定肿瘤来源。患者既往行子宫肌瘤手术，不除外妇科肿瘤，后期行相关影像学检查，发现子宫占位，病理学检查提示为弥漫性大 B 细胞淋巴瘤。弥漫性大 B 细胞淋巴瘤是非霍奇金淋巴瘤中最常见的一种类型，可从原发淋巴结或原发淋巴结外病变起病。超过 50% 的患者诊断时有淋巴结外侵犯。最常见的淋巴结外病变是胃肠道和骨髓。全身任何器官均可累及，因此做诊断性活检是必要的。弥漫性大 B 细胞淋巴瘤预后较差。疾病活动期间血沉会增高，血清乳酸脱氢酶升高提示预后不良，如果血清碱性磷酸酶活力增强或者血钙增加，则提示病变累及骨骼。全身的浅表淋巴结超声可以发现肿大的淋巴结，穿刺活检是确诊该病的关键。随着医疗水平的发展，正电子发射计算机断层显像可以显示淋巴瘤的病灶及部位，早期定性定位和穿刺诊断。

高钙血症的发生因素主要有：

（1）摄入增多。年轻人及老年人口服大量钙片，导致血钙增高。肠黏膜吸收过量钙所致的高血钙多见于维生素 D 中毒。

（2）血钙生成增多。①骨质破坏增多，以甲状旁腺功能亢进为主，甲状旁腺功能亢进症分为原发性和继发性两类。前者多由腺瘤、增生或癌引起；后者多继发于低钙血症刺激甲状旁腺引起甲状旁腺素分泌过多，增强破骨细胞活性，破骨过程超过成骨过程，钙自骨释放入血，使血钙升高。②恶性肿瘤骨转移引起骨质破坏、脱钙而致高血钙血症（假性甲状旁腺功能亢进）。③排出功能减低：肾功能不全，尿钙排出减少可导致高钙血症。

📋 病例点评

患者主因全身酸痛伴食欲缺乏就诊，结合患者临床表现、体征及相关辅助检查结果，初步考虑为高钙血症原因待查，甲状旁腺功能亢进？骨髓瘤？肿瘤？根据病理学检查提示为弥漫性大 B 细胞淋巴瘤，实验室检查提示为高钙血症，考虑淋巴瘤侵袭骨骼，以胸椎、腰椎损害严重，表现为骨痛，腰椎或胸椎破坏，脊髓压迫症可出现骨质破坏导致的高钙血症。

参考文献

1. 刘铮，李燕，刘凤奎．全身酸痛伴血钙增高．中国医刊，2016，51（1）：14 – 16.

2. 梅舒翀，王化泉，邵宗鸿．多发性骨髓瘤贫血机制的研究进展．中华医学杂志，2013，93（20）：1594 – 1596.

3. 沈威，盛志峰，孙意，等．两例甲状旁腺功能亢进高钙血症治疗体会．中华内分泌代谢杂志，2013，29（12）：1061 – 1062.

4. 陈灏珠，林果为，王吉耀．实用内科学．15 版．北京：人民卫生出版社，2017.

（刘铮）

016
社区获得性 MRSA 1 例

    患者，男，32 岁。患者于一周前无明显诱因出现畏寒、发热，体温最高 39℃，咳嗽、咳少许白痰，黏稠，不易咳出，偶带血丝，伴有胸痛、气短，且气紧症状逐渐加重。既往史：2013 年曾患布鲁氏菌病，已治愈。入院查体：体温 38.5℃，脉搏 104 次/分，呼吸 24 次/分，血压 118/58mmHg。气喘貌，急性病容，左下肺呼吸音弱，叩诊呈浊音，双下肺呼吸音弱，可闻及少许湿啰音，心率 104 次/分，律齐。腹软，中上腹压痛（＋），无反跳痛，双下肢无水肿。入院血常规：WBC 14.79×10^9/L，Hb 130g/L，PLT 126×10^9/L，NE% 75%；血气分析 pH 7.539，PO_2 60.4mmHg，PCO_2 28.7mmHg，A-aDO_2（肺泡－动脉氧分压差）42.5mmHg；PCT

71

3.0ng/ml；CRP 125mg/L；ESR 87mm/h；胸部 CT（图 16 - 1）：左肺炎，双肺散在空洞性病变，左侧胸腔积液。入院时考虑社区获得性肺炎，给予头孢曲松 + 莫西沙星抗感染治疗，入院后第 3 天血培养回报：耐甲氧西林金黄色葡萄球菌（ + ）。更换使用替考拉宁抗感染治疗 1 周，病情逐渐好转。

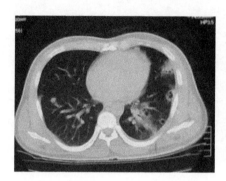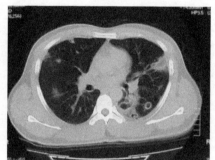

图 16 - 1　入院时胸部 CT

病例分析

耐甲氧西林金黄色葡萄球菌（meticillin-resistant Sta-phylococcus aureus，MRSA）感染分为社区获得性 MRSA（community acquired methicillin-resistant Staphylococcus aureus，CA-MRSA）和医院获得性 MRSA（hospital-acquried methicillin-resistant staphylococcus aureus，HA-MRSA）。HA-MRSA 已成为引起医院感染的主要致死病原菌，且与此相关的报道逐年增多。而 CA-MRSA 主要发生在健康人群，尤其是儿童和年轻人。包括大学生和高中生、运动员、部队战士、监狱服刑人员、男性同性恋患者、家庭成员有感染者以及纹身者等。CA-MRSA 病例因不具备 MRSA 感染的危险因素，所以不易引起人们的关注。

CA-MRSA：①患者在门诊或入院 48 小时之内分离到 MRSA 菌株；② 1 年内无住院或与医疗机构接触史；③没有留置各种导管及

其他穿透皮肤的医用装置。该患者入院前无住院或与医疗机构接触史，没有留置导管及穿透皮肤医用装置病史，入院 48 小时之内血培养分离到耐甲氧西林的金黄色葡萄球菌，因此考虑为 CA-MRSA。

金黄色葡萄球菌是临床上常见的毒性较强的细菌。MRSA 从发现至今其感染人群几乎遍及全球，已成为院内感染的重要病原菌之一。而社区获得性 MRSA 病例不具备 MRSA 感染的危险因素，不易引起人们的关注。

CA-MRSA 主要引起皮肤和软组织感染（59%），常伴发败血症和坏死性肺炎，也可引起其他严重感染，如骨髓炎、关节炎、肺炎、化脓性肌炎、淋巴腺炎及败血症等，感染者多为儿童和健康青少年，占全部 CA-MRSA 感染的 75%。

CA-MRSA 引起的呼吸道感染比 HA-MRSA 少见，但更严重。CA-MRSA 引起的社区获得性肺炎（community-acquired pneumonia, CAP）的典型症状包括高热、低动脉压、咳血、快速的感染性休克，需要呼吸支持治疗。

该患者无恶性肿瘤、糖尿病、心脏疾患、系统性红斑狼疮等风湿免疫系统疾病史，无免疫抑制剂、激素、化学药物治疗史，无MRSA 感染的危险因素，因此未引起医师的关注。该病例 MRSA 的诊断有赖于入院后血培养的留取，因此血培养标本的及时、准确的留取在疾病的诊断和治疗上有很大的意义。CA-MRSA 与 HA-MRSA 的区别见表 16 – 1。

表 16 – 1　CA-MRSA 与 HA-MRSA 的区别

类型	易感人群	常见感染部位	杀白细胞素（PVL）	SCCmec 分型	耐药性
CA-MRSA	年轻人多见	无创的表浅或深部的皮肤或软组织	有	Ⅳ、Ⅴ型	大多对非 β-内酰胺类抗菌药物敏感
HA-MRSA	老年人多见	有创伤或导管留置部位	无	Ⅰ、Ⅱ、Ⅲ型	多重耐药

病例点评

　　该案例中，患者没有 MRSA 感染的危险因素，很容易引起漏诊。但是入院后及时留取了血培养，因此很快地明确了诊断，并且及时更换了敏感抗菌药物，使得病情得到了很好的控制，对疾病的诊断和治疗有很重要的意义。因此，我们不仅要知道有 HA-MRSA，同时也要关注到 CA-MRSA，同时，在临床工作中及时有效地留取血培养，会给临床工作带来很多的好处。

参考文献

1. 白艳，王东，张勇，等. 社区获得性耐甲氧西林金黄色葡萄球菌研究的文献计量分析与系统评价. 2013 中国药学大会暨第十三届中国药师周论文集，2013：9.

（刘鸿）

017
高钾血症引起的晕厥 1 例

病历摘要

　　患者，男，61 岁。胸憋伴晕厥 2 小时来院急诊。2018 年 10 月 12 日 10 时于劳动时出现胸憋，伴晕厥、黑蒙，无大汗，无肩背部放射痛及咽部紧缩感，持续约数分钟，由家人陪同，急诊于当地医院，行心电图（图 17 – 1）示"窦性心动过缓"，化验血钾 8.4mmol/L，给予降钾治疗后，转来我院急诊。既往有 2 型糖尿病病史 10 余年，平素口服二甲双胍，血糖控制尚可。入院查体：体温 36℃，脉搏 42 次/分，呼吸 22 次/分，血压 162/104mmHg；双肺呼吸音清，未闻及干湿性啰音；心率 42 次/分，律齐，各瓣膜听诊区未闻及病理性杂音，腹软，无压痛、反跳痛，Murphy 氏征可疑，肠鸣音 3 次/分，双下肢轻度水肿。腹部超声提示双肾缩小。化验检查结果见表 17 – 1。

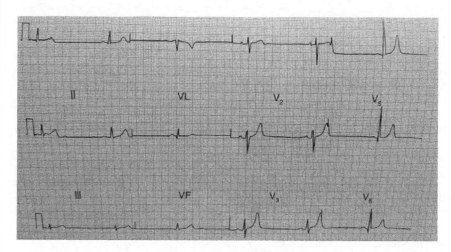

图 17 – 1　入院心电图检查

表 17 – 1　化验检查结果

指标	Cr	BUN	K^+	NT-proBNP
单位	μmol/L	mmol/L	mmol/L	pg/mL
结果	984	32.29	7.8	3067

病例分析

　　患者为中老年男性，既往糖尿病史，以胸憋伴晕厥来诊。两个症状：

　　（1）神经介导的反射性晕厥。反射性晕厥根据涉及的传出路径而分为交感性晕厥或迷走性晕厥。当直立位血管收缩反应降低导致的低血压为主要机制时，即为血管抑制型；当心动过缓或心脏收缩能力减弱为主要机制时是心脏抑制型，当这两种机制均存在时则为混合型。

　　（2）体位性低血压及直立不耐受综合征。与反射性晕厥相比，自主神经功能衰竭时交感神经反射通路传出活性慢性受损，因此血管收缩减弱。体位性低血压为起立时收缩压异常减低，起立时，血压下降，出现晕厥或近似晕厥。在病理生理上，反射性晕厥和自主神经功能障碍（autonomic nervous function failure，ANF）没有重叠之处，但二者的临床表现常有相同之处，有时会造成鉴别诊断困难。直立不耐受是指直立位时血液循环异常导致的一些症状和体征。晕厥是其中一种症状，其他症状包括：头晕、先兆晕厥；虚弱、疲劳、心慌、出汗；视觉异常（模糊、光感、视野缩小）；听力异常（听力受损、耳鸣）；颈部疼痛（枕部/颈部周围和肩部区域）、后背痛或心前区疼痛。患者心电图示窦缓，T波高尖，急性冠脉综合征不能除外，化验检查血钾高，提示心律失常由高血钾引起。钾是人体当中不可或缺的电解质，钾在血液中的含量对人心脏活动产生直接影响。其中，高钾血症为临床常见疾病，预后不理想，且发病速度快，会严重危害患者生活质量与身心健康。而伴随人体的新陈代谢，大部分钾离子都会经由肾脏随尿排出体外。一旦患者的尿量降低或是肾功能不全，就会使患者出现高钾血症。在测定并判断患者血清钾水平的基础上，即可了解与高钾血症临床诊断标准的契合程度。在诊断高钾血症的过程中，合理引入心电图能够获得理想的临床疗效，特别是在血清钾水平增高的基础上，心电图的改变程度也会不断增加，进而可以提高患者的确诊率，优化临床治疗的效果。

病例点评

高钾血症对心肌及传导系统具有抑制作用，所致的心律失常类型主要为窦性心动过缓和多个部位传导阻滞，包括房室传导阻滞和心室内传导阻滞，由于高钾血症对心房肌兴奋的抑制作用明显大于心室肌，因此许多患者的心房肌激动消失，窦房结冲动经房内的结间束和房室结下传心室，出现窦室传导。高钾血症引起的心律失常可逆，关键在于正确的诊断和及时的纠正高血钾。充分的血液透析对纠正高血钾效果显著。

参考文献

1. 李晓，张海澄. 2014 年《晕厥诊断与治疗中国专家共识》解读. 中国循环杂志，2015，30（Z2）：80－81.

2. 孙韬华，杜静，刘振胜. 高钾血症治疗药物最新研究进展. 中国临床医生杂志，2018，46（10）：1154－1158.

3. 陈灏珠，林果为，王吉耀. 实用内科学. 14 版. 北京：人民卫生出版社，2013.

4. Weir MR, Bakris GL, Bushinsky DA, et al. Patiromer in Patients with Kidney Disease and Hyperkalemia Receiving RAAS inhibitors. N Engl J Med, 2015, 372（3）：211－221.

5. Packham DK, Rasmussen HS, Lavin PT, et al. Sodium Zirconium cyclosilicate in Hyperkalemia. N Engl J Med, 2015, 372（3）：222－231.

（窦伟）

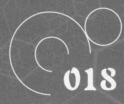

018
以发热、全血细胞减少、肝脾大为主的
噬血细胞综合征 1 例

病历摘要

　　患者，女，56 岁。患者于 2013 年 4 月 12 日始出现间断发热，伴畏寒、寒战，体温最高达 39℃，于当地医院口服巴米尔和输注青霉素抗感染退热治疗 2 天，效果不佳，仍间断发热，加重伴寒战、头晕、纳差，活动后心悸、气短。化验血常规：WBC 3.49×10^9/L、Hb 126g/L、PLT 31×10^9/L，为求进一步诊治于 2013 年 4 月 16 日就诊于我院。急诊查体：体温 39℃，脉搏 110 次/分，呼吸 22 次/分，血压 140/80mmHg，神清语利，对答切题，查体合作。全身皮肤黏膜无黄染、皮疹及瘀点、瘀斑。全身浅表淋巴结轻度肿大、双肺呼吸音粗，未闻及干湿性啰音，心率 110 次/分，律齐，未闻及杂音。腹软，全腹无压痛、反跳痛，肝脾肋下及边，双下肢无水肿。入院后化验血常规：WBC 2.7×10^9/L、Hb 114g/L、PLT 15×10^9/L；生化：TBIL 33.87μmol/L、DBIL 13.12μmol/L、IBIL 20.75μmol/L、Na^+ 117mmol/L、CL^- 82mmol/L、GLU 4.1mmol/L、LDH 2065U/L、AST 247U/L；病毒系列：单纯疱疹病毒：（－）；EBV 病毒：（＋）；血脂：甘油三脂：2.57mmol/L；凝血系列：APTT 35.4s、D-二聚体 4.91mg/L、FDP（纤维蛋白原降解产物）7.50μg/L；铁蛋白（SF）：>15000ng/L；腹部彩超：肝脾大，肋下及边；骨髓象：骨髓中可见分化差的组织细胞及噬血细胞，考虑为噬血细胞综合征。

病例分析

引起发热、全血细胞减少、肝脾大的原因有很多，可见于：

（1）霍奇金淋巴瘤和非霍奇金淋巴瘤。Burkitt 淋巴瘤（Burkitt's lymphoma，BL）是高度恶性 B 细胞性非霍奇金淋巴瘤，其病因是 EB 病毒感染，表现为进行性、无痛性淋巴结肿大，应做病理切片和淋巴结穿刺涂片检查。

（2）急性白血病。一般以感染、出血、贫血为主要症状，胸骨压痛多阳性，多表现为白细胞增高、血红蛋白和血小板减少，亦可表现为全血细胞减少，可见幼稚细胞，骨髓象原始细胞比例 > 20%，免疫分型融合基因、染色体有助于诊断分型和判断预后。

（3）恶性组织细胞病。多数患者表现为全血细胞减少，常伴高热和衰竭，临床体征可有黄疸、淋巴结肿大和肝脾肿大，骨髓或浸润的组织器官穿刺可发现异常组织细胞。

（4）继发性血细胞减少。患系统性红斑狼疮、类风湿关节炎等结缔组织病时，可有血细胞减少，但通常有原发病的临床表现，血清学多种自身抗体有助于诊断，重症感染患者也可以表现为血细胞减少，甚至全血细胞减少，同时有重症感染的临床表现，骨髓象可增生活跃到明显活跃，无异常增多原始细胞，中性粒细胞碱性磷酸酶活性增高，原发感染控制后血细胞感染可自行纠正。

（5）朗格汉斯细胞组织细胞增生症。也会出现肝脾增大、发热和全血细胞减少等表现，根据活检标本的组织病理学检查可做出朗格汉斯细胞组织细胞增生症的诊断，ATP 酶、S-100 蛋白、D-甘露糖酶、花生植物促凝集素受体和弹性蛋白进行免疫学染色检查，可呈阳性反应。

（6）噬血细胞综合征（hemophagocytic syndrome，HPS）。是一组在骨髓或其他淋巴组织（器官）中出现异常增多的组织细胞且伴有活跃自身血细胞吞噬特征的单核 – 巨噬细胞系统增生反应性疾病。任何疾病，包括肿瘤、感染、移植、自身免疫性疾病等均可继发，主要表现为不明原因的发热、肝肾功能损害、肝脾肿大、出血、凝血异常、血系下降等。该病可继发于多类病原体感染，EB 病毒是最常见的病毒。该征诊断标准（HPS-2004）包括 8 项：①发热；②脾肿大；③外周血 2 系以上细胞减少；④高甘油三酯血症和低纤维蛋白原血症；⑤噬血现象；⑥NK 细胞活性减少或消失；⑦高铁蛋白血症；⑧sCD25 水平升高。符合其中 5 项可诊断。而本病符合以上标准的 6 项，故考虑为本病。

噬血细胞综合征预后不良。家族性 HPS 病程短，预后差，未经治疗者中位生存期约为 2 个月，仅不到 10% 的患者生存期大于 1 年，但有的患者经过化疗后可存活 9 年以上。只有异基因造血干细胞移植才能治愈家族性 HPS。由细菌感染引起该病者预后较好，EB 病毒所致者预后最差，其他病毒所致者，病死率一般在 50% 左右。肿瘤相关性噬血细胞综合征病死率几乎为 100%。

病例点评

    该病主要死亡原因有出血、感染、多脏器功能衰竭和弥漫性血管内凝血。因此，对于不明原因的发热、脾大、血细胞减少、肝功能异常患者需警惕 HPS，给予及时的治疗至关重要。所以入院后尽快完善骨穿及风湿免疫系统、病毒系列等相关检查至关重要。

参考文献

1. 陆静峰，张彦芳，高武. 获得性噬血细胞综合征 15 例临床分析. 上海医药，2017，38（1）：55 – 58.

2. 李佩章，王英，黄玲莎，等. 铁蛋白和纤维蛋白原在噬血细胞综合征疗效评价中的意义. 医学研究杂志，2016，45（3）：58 – 60.

3. Bae CB, Jung JY, Kim HA, et al. Reactive hemophagocytic syndrome in adult-onset Still disease：Clinical features, predictive factors, and prognosis in 21 patients. Medicine（Baltimore），2015，94（4）：e451.

4. 刘燕鹰，周姝含，张莉，等. 噬血细胞综合征 77 例临床分析. 中华医学杂志，2015，95（9）：681 – 684.

5. 张茜，白海，王存邦，等. 嗜血细胞综合征四例分析并文献复习. 2017，30（6）：38 – 41.

（郝晓庆）

019
双下肢水肿伴胸痛、发热——
易栓症1例

📋 **病历摘要**

患者，男，22岁。因"双下肢浮肿20天，伴胸闷、胸痛、喘憋伴发热半月"来我院急诊就诊。患者20天前出现双下肢浮肿，呈对称性，伴瘙痒，就诊于当地医院给予抗炎对症治疗4天后，双下肢浮肿消失（具体药物不详）。半月前出现间断胸痛，刀割样，位置不固定，与活动及体位改变无关，伴胸闷、喘憋，无法平卧，咳嗽、咳痰，痰中带血，4~5次/天，夜间为重，伴发热，体温波动在38℃~39℃，无尿频、尿急、尿痛，无腹泻、腹痛等症状，就诊于当地医院住院治疗，查胸部CT示双肺多发结节影及毛玻璃样改变，给予抗炎，平喘等对症处理，症状未见好转，仍持续发热。急诊查体：T 39℃，R 224次/分，P 102次/分，BP 120/80mmHg。

笔记

患者神志清，急性痛苦面容。全身浅表淋巴结未扪及肿大。双肺呼吸音稍粗，双肺底可闻及干性啰音。心率 102 次/分，律齐。腹膨隆，未见胃肠型及蠕动波，脐周压痛，无反跳痛及肌紧张，墨菲氏征（－），肝脾肋下未触及，移动性浊音（－），肠鸣音可，2 次/分，双下肢无明显可凹性肿，全身关节无红肿、畸形。考虑为发热伴喘憋原因待查，肺部感染。

【辅助检查】血常规：WBC 15.45×10^9/L，GR% 80%，Hb 136g/L，PLT 17×10^9/L，CRP 129mg/L；尿、便常规正常，大便潜血试验（OB）阴性；血生化：GLU 6.23mmol/L，BUN 5.82mmol/L，ALB 34g/L，LDH 338μmol/L；血气：pH 7.45，PCO_2 40mmHg，PO_2 50mmHg，SO_2 93.90%，HCO_3^- 19.80mmol/L，BE －4.10mmol/L；血培养＋药敏：未见细菌生长；凝血功能：PT 15.3s，INR 1.33，APTT 53.6s，FDP≥274.9mg/L，AT-Ⅲ 806%，FBG 2.9g/L；血管超声检查：右大隐静脉血栓形成。胸部 CT（图 19－1）：双肺多发实变及毛玻璃样低密度灶，双侧肺门及纵隔内淋巴结增大，肺动脉部分分支肺栓塞，肝大、脾大，少量胸腔积液。行 CT 引导下经皮穿刺术，穿刺病理结果为：坏死组织，未见细菌及寄生物。其他检查：骨髓活检：骨髓嗜酸性粒细胞明显增多，巨核细胞增多；胸水检查：渗出液，无细菌生长。

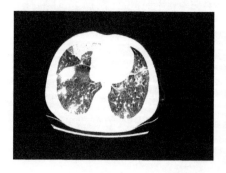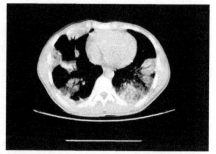

图 19－1　胸部 CT

【诊疗经过】 抗凝治疗。皮下注射低分子肝素 6000IU, bid, 7～10 天，后改用口服华法林抗凝治疗。抗炎对症处理。泰能 0.5g, q8h×7 天，万迅（去甲万古霉素）0.4g, q12h×4 天。患者体温下降。输注血浆，治疗 DIC。甲强龙 40mg, bid 控制嗜酸性粒细胞性肺炎的进展。补充足量 B 族维生素降低血清同型半胱氨酸。患者经过上述治疗后，体温下降，呼吸平稳，各项检查正常，两周后患者痊愈出院。

病例分析

　　易栓症是指易于发生血栓的一种病理状态，并不是一种疾病。抗凝血因素增加，如抗凝血酶Ⅲ、蛋白 C、蛋白 S、纤溶酶原等遗传性缺陷，以及异常纤维蛋白原血症均可形成血栓。无论是遗传性易栓症还是获得性高凝状态，最主要的临床特点都是血栓易发倾向，多以静脉血栓栓塞性疾病（venous thromboembolism，VTE）的形式出现。获得性高凝状态患者在原发性疾病的基础上发生血栓形成，而遗传性易栓症患者具有终生易于形成血栓的倾向，以 VTE 为主，某些遗传性易栓症（如高同型半胱氨酸血症）同时伴有动脉血栓形成危险度的升高。临床多以下肢深静脉血栓及肺栓塞起病。治疗上以治疗原发疾病为主，例如高同型半胱氨酸血症，可以使用适当剂量的 B 族维生素，以降低血栓的发生风险。

　　嗜酸粒细胞性肺炎为变态反应性疾病，可能为细菌、真菌、寄生虫、药物、食物等引起，主要病理变化为嗜酸性粒细胞暂时性浸润于肺组织。可见间质水肿、炎症细胞大量浸润和纤维组织增生。临床表现以肺炎为主，肺泡灌洗液可见大量嗜酸性粒细胞，周围血中或骨髓穿刺可见大量嗜酸性粒细胞。以治疗原发病为主，若病期延长可适当使用肾上腺皮质激素，一般可使症状迅速缓解，嗜酸性粒细胞也可以减低。

该患者以双下肢水肿起病，后期出现胸痛喘憋伴发热症状，其诊断和治疗应从以下几方面入手：

（1）双下肢水肿。患者为双下肢可凹性水肿，为体内液体在组织间隙的弥漫性分布，其原因为组织间隙液生成大于回收，或者回收障碍。多种原因可以引发双下肢水肿：①心源性，风湿病、高血压病、梅毒等各种疾病及瓣膜、心肌等各种病变引起的充血性心力衰竭、缩窄性心包炎等。②肾源性，急性肾小球肾炎、慢性肾小球肾炎、肾病综合征、肾盂肾炎肾衰竭期、肾动脉硬化症、肾小管病变等。③肝源性，肝硬化、肝坏死、肝癌、急性肝炎等。④低蛋白血症，摄食不足（神经性厌食、严重疾病时的食欲缺乏、胃肠疾患、妊娠呕吐、精神神经疾患、口腔疾患等）；消化吸收障碍（消化液不足、肠道蠕动亢进、吸收面积减少等）；排泄或丢失过多（大面积烧伤和渗出、急性或慢性失血、蛋白尿等）以及蛋白质合成功能受损、严重弥漫性肝脏疾患等。⑤结缔组织病所致，常见于红斑狼疮、硬皮病及皮肌炎等。⑥变态反应性，如血清病等。⑦特发性，该型水肿为一种原因未明或原因尚未确定的（发病原因可能一种以上）综合征。多见于妇女，往往与月经周期有关。⑧其他，贫血性水肿、妊娠中毒性水肿。根据以上病因，患者应该行生化检查以及双下肢血管超声检查，以明确病因。

（2）胸痛及憋气。患者胸闷伴发热，胸痛呈刀割样，呼吸频率增快。判断是否有消化道穿孔，主动脉夹层，肺栓塞等。外院胸部CT：双肺多发结节影及毛玻璃样改变符合肺炎的诊断。下一步需明确肺炎导致的原因，细菌性？病毒性？还是其他原因？判明是否需要行呼吸机治疗。解决上述疑问需做血气检查，动态复查胸平片或胸部增强CT检查。

（3）发热。各种因素均可导致发热，如感染、风湿免疫性疾病以及肿瘤。该患者存在肺部感染，可解释发热原因，但同时还应考虑其他原因导致的感染。

（4）嗜酸性粒细胞增高。其原因可能为：①寄生虫病，如蛔虫、钩虫和血吸虫等感染。②过敏性疾病，如支气管哮喘和荨麻疹等。③皮肤疾病，如银屑病、湿疹和剥脱性皮炎等。④血液病及肿瘤，如淋巴瘤、嗜酸性粒细胞白血病、慢性粒细胞性白血病、转移癌等。⑤系统性红斑性狼疮等自身免疫病。⑥某些肺源性嗜酸性粒细胞增多症。⑦某些药物，如青霉素、链霉素、磺胺类；⑧其他，如嗜酸细胞性胃肠炎和心内膜炎以及淋巴肉芽肿等。此外还有原因不明的嗜酸性粒细胞增多综合征。

患者外院血常规检查提示嗜酸性粒细胞增高，患者无疫区接触史及哮喘、皮肤病等疾病。因此，为明确诊断需要做外周血涂片及骨髓穿刺检查。

患者为年轻男性，急性起病。喘憋伴发热，胸部CT示双肺多发实变及毛玻璃样低密度灶，双肺栓塞。发热体温波动在38℃～39℃左右，血常规指标异常，凝血功能障碍。肺泡灌洗液中可见大量嗜酸性粒细胞。骨髓穿刺示骨髓嗜酸性粒细胞明显增多，巨核细胞增多。根据血清同型半胱氨酸（HCY）升高，胸部CT提示肺动脉部分分支栓塞，双下肢血管深静脉血栓，考虑患者为易栓症。

病例点评

该患者为易栓体质并伴随肺部感染，综合血常规、CT、骨髓活检及肺泡灌洗液检查，考虑为嗜酸粒细胞性肺炎。

参考文献

1. 朱岫芳. 高同型半胱氨酸血症是否干预，如何干预？中国全科医学，2013，16（17）：1940 – 1942.

2. 葛均波，徐永健，王辰. 内科学. 9 版. 北京：人民卫生出版社，2018.

3. 陈灏珠，林果为，王吉耀. 实用内科学. 15 版. 北京：人民卫生出版社，2017.

4. 沈洪. 急诊医学与灾难医学. 3 版. 北京：人民卫生出版社，2018.

（刘铮）

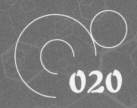

020
糖尿病酮症酸中毒合并
高脂血症 1 例

病历摘要

患者，女，30 岁。主因"心悸、呼吸困难 7 小时"入院治疗。患者 2018 年 8 月 14 日 14 时左右出现心悸、呼吸困难，伴恶心、呕吐，呕吐物为少量黄色胃内容物，伴上腹胀痛，无腹泻、发热，于 15 时左右就诊于社区医院行心电图检查，提示心动过速，未予诊治，18 时左右出现乏力，尚不影响活动，后症状进行性加重，表现为行走困难，需家人扶持，伴头痛，遂就诊于我科。既往史：2008 年诊断为 I 型糖尿病，未规律用药，自 2017 年 7 月开始皮下注射门冬胰岛素（12IU-12IU-12IU），重组甘精胰岛素 26IU 治疗，但患者饮食、运动未控制，且未规律用药，因此血糖控制差，期间曾发生 3 次酮症酸中毒。

【入院查体】体温 36.5℃，脉搏 145 次/分，呼吸 25 次/分，血压 150/100mmHg。患者急性病容，神志淡漠，懒言少语，心率 145 次/分，律齐，余阴性。即刻检查：随机血糖 24.9mmol/L，随机血酮 4.8mmol/L。血气分析：pH 6.92，PO_2 111mmHg，PCO_2 9.2mmHg，ABE −29mmol/L，SBE −30.6mmol/L，HCO_3^- 1.9mmol/L。

【初步诊断】Ⅰ型糖尿病，糖尿病酮症酸中毒，代谢性脑病。

【进一步完善相关检查】血常规：WBC 22.76×10^9/L，Hb 235g/L，CRP 123.94mg/L；尿常规：葡萄糖（4+），蛋白（2+），酮体（3+）；尿淀粉酶：904.7U/L。生化等结果因严重乳糜血未能测得（图20−1）。血液灌流一次后再次抽血送检测得生化：K^+ 4.59mmol/L，Na^+ 114mmol/L，Cl^- 87mmol/L，Ca^{2+} 2.66mmol/L，血淀粉酶 415.1U/L。血脂：总胆固醇 26.72mmol/L，甘油三酯 32.48mmol/L。

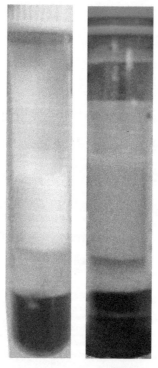

图 20−1　患者治疗前及血液灌流后血样变化

【补充诊断】电解质紊乱，低钠低氯血症，高脂血症性胰腺炎。

病例分析

糖尿病酮症酸中毒是由于体内胰岛素水平绝对或相对不足或升糖激素显著增高而引起的糖、脂肪和蛋白质代谢严重紊乱，致使以血糖及血酮体明显增高及水、电解质平衡失调、代谢性酸中毒为主要表现的临床综合征。严重者常致昏迷甚至死亡，常见的诱因有急性感染、外源性胰岛素用量不当或突然大幅度减量或停用、饮食不当等。

由于胰岛素极度缺乏导致 DKA 首先发生，在胰岛素缺乏时，周围脂肪组织的脂肪分解加速，流向肝脏的游离脂肪酸增加，刺激肝脏极低密度脂蛋白合成增加，同时周围组织的脂蛋白酯酶活性下降，乳糜微粒代谢减慢，引起高脂血症，表现为 TG 和 TC 极度升高，部分血标本呈严重乳糜。而 DKA 合并急性胰腺炎的发生可能与 TG 升高有关，研究发现，TG 大于 11.3mmol/L 时，可引起 AP 的发生，可能与 TG 被胰腺的脂肪酶水解生成游离脂肪酸，后者对胰腺腺泡和毛细血管内皮具有毒性作用，此外高脂血症使血液黏稠度增高，胰腺血液循环障碍，也是促发 AP 发生的原因，并在一定程度上加重了 DKA。因此，在 DKA 患者入院时应检查血脂和淀粉酶，至少应在腹痛患者中进行，当血淀粉酶超过正常值的 3 倍以上，或甘油三酯大于 11.3mmol/L 时，应做胰腺 CT，以了解胰腺病变，避免漏诊。

轻中度酸中毒患者经上述治疗后，一般而言酸中毒可随代谢紊乱的纠正而恢复，仅严重酸中毒（pH < 6.9）时，酌情考虑给予碱性药物如碳酸氢钠静点，但忌过快过多，以避免脑水肿的发生，其

可能与脑缺氧、补碱不当、血糖下降过快等有关。若患者经综合治疗后，血糖已下降，酸中毒改善，但昏迷程度反而加重，则应警惕脑水肿发生，必要时可用脱水剂积极治疗。

血液灌流是借助体外循环，将血液引入装有固态吸附剂的容器中，以吸附清除某些外源性或内源性的毒物，达到血液净化的一种治疗方法。血液灌流使血脂颗粒落在灌流器吸附剂的孔径大小范围之内，因而能够通过范德华力吸附来治疗高脂血症，利用该技术进行脂质清除能明显降低甘油三酯和总胆固醇的水平。

该例患者平素未规律使用胰岛素控制血糖，饮食未控制，导致反复诱发酮症酸中毒。此次发病合并高脂血症，入院后查体血糖高、尿糖阳性，尿酮体阳性，血酮升高，血气分析示代谢性酸中毒，采集血液标本为严重乳糜血，将血标本多倍稀释后血脂仍显著高于正常，且血尿淀粉酶升高，综合考虑患者为糖尿病酮症酸中毒合并高脂血症，脂源性胰腺炎。

糖尿病患者的脂质异常特点以 TG 升高为主，其与胰岛素抵抗关系密切，随着 TG 水平的升高，胰岛素抵抗程度增加，机制为 TG 长期与葡萄糖竞争进入细胞内，使葡萄糖氧化利用障碍导致胰岛素抵抗，通过将 TG 分解为游离脂肪酸干扰胰岛素在周围组织中与受体结合，使胰岛素的生物利用度降低引起胰岛素抵抗。高 TG 血症既是胰岛素抵抗的结果，也是周围胰岛素敏感性受损的主要致病因素，两者互为因果。因此可以通过血液灌流技术改善糖尿病患者的血脂代谢紊乱，打破血脂代谢紊乱和胰岛素抵抗两者相互作用形成的恶性循环，改善胰岛素抵抗和胰岛细胞功能从而改善血糖代谢。

临床中 40%~75% 的 DKA 患者可出现高淀粉酶血症，而 10%~15% 的 DKA 患者可同时合并胰腺炎。同时，高脂血症也是胰腺炎的诱因之一，而糖尿病酮症酸中毒患者常合并血脂代谢异常，引起高甘油三酯血症，当甘油三酯＞11.3mmol/L 时可诱发急性胰腺炎，称为高脂血症性急性胰腺炎，该病与 DKA 可同时出现，临床表现相互重叠，易漏诊，应重视。诊断明确应予尽早补充胰岛素，采用小剂量多次给予的方案，同时该病例为重症病例，给予快速扩容、纠正电解质紊乱及酸碱平衡失调等治疗，因血脂显著高于正常，给予血液灌流联合降脂药控制血脂治疗后，病情好转，但治疗中同时应注意器官功能的维护治疗及营养支持。

患者为急性葡萄糖毒性期，慢性高血糖不仅是糖尿病的一个表现，还可以通过损害胰岛素分泌和功能使代谢控制进一步恶化，这一现象被称为葡萄糖毒性。关于葡萄糖毒性已经提出多种作用机制，如糖基化终产物、活性氧簇、内质网应激、抑制胰岛素基因转录等。血糖升高所导致的恶性循环进一步损害 B 细胞，最终导致胰岛素分泌缺陷。及早有效地控制 2 型糖尿病患者的高血糖状态是保护残余 B 细胞功能的一个重要手段。

病例点评

该患者因长期高血糖导致胰岛 B 细胞凋亡增加，使胰岛素分泌绝对不足。血糖明显增高时，无氧酵解增加，脂肪动员加强，酸性代谢产物增加，可加重胰岛素抵抗并诱发酮症酸中毒。

参考文献

1. 李耀红. 糖尿病酮症酸中毒合并急性胰腺炎的临床分析. 糖尿病新世界，2016，19（5）：52－54.

（李伟亮）

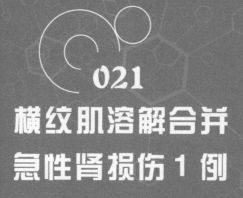

021 横纹肌溶解合并急性肾损伤1例

病历摘要

患者，女，37岁。主因"运动后肌痛、骨痛4天，伴尿色加深3天"急诊入院。患者于2018年7月5日剧烈运动后自觉肌痛、骨痛，以双下肢肌肉及髋关节疼痛为著，未在意。7月6日疼痛加重，且腰背部出现疼痛，自服去痛片，有所缓解，发现尿色深，呈酱油色，有沉淀物。7月8日未服止痛药物，疼痛明显加重，不能平卧，影响睡眠，就诊于当地医院。检查无发热、胸痛、腹痛、呕吐，行尿常规、肾功能、心肌酶等检查后，建议上级医院诊治。为求进一步诊治，就诊于我院急诊。自发病以来，患者精神尚可，食欲下降，伴尿色深，呈酱油色，量少，大便正常，睡眠受疼痛影响。既往体健。查体：发育正常，营养中等，急性病容，神志清楚，言语

笔记

流利，对答切题，查体合作。双肺呼吸音清，未闻及干湿性啰音。听诊：心率82次/分，律齐，各瓣膜听诊区心音正常，未闻及病理性杂音。腹软，全腹无压痛、反跳痛，肝、脾肋下未触及，未触及包块。脊柱呈正常生理性弯曲，四肢无畸形，肌张力正常，双下肢疼痛，按压后加重，双膝关节轻度肿胀，浮髌试验阴性，活动正常，生理反射存在，病理反射未引出。辅助检查：朔州市中心医院（2018年7月9日），尿常规：pH 5.5，潜血(3＋)，蛋白质(3＋)；心肌酶：AST 1085.7U/L，LDH 2058U/L，HBDH 1223U/L，CK 113181U/L，CK-MB 718.5U/L；肾功能：BUN 9.5mmol/L，Cr 223μmol/L；尿酸205μmol/L。据上述相关病史及检查，入院诊断为：横纹肌溶解症。治疗：嘱其大量饮水，给予等渗生理盐水进行液体复苏，并予以碳酸氢钠碱化尿液等对症支持治疗。经治疗，患者5天后肌酸激酶水平降至7793U/L，尿色及尿量基本恢复正常，后自行离院，嘱其院外继续口服碳酸氢钠片，注意休息、多饮水，当地医院复查心肌酶，不适随诊。

病例分析

横纹肌溶解症是一种临床综合征，主要为肌肉坏死和肌细胞内容物释放入血液循环，通常造成肌酸激酶水平显著升高，并可能存在肌肉疼痛及肌红蛋白尿。临床表现为肌痛、肌红蛋白尿所致的酱油色尿。病情严重程度不一，从无症状的血肌酸激酶水平升高，到出现电解质紊乱、急性肾损伤（acute kidney injury，AKI）等危及生命的疾病。横纹肌溶解症的典型三联征为肌肉疼痛、乏力和尿色深。肌肉疼痛以近端肌群如大腿、肩部、腰部和小腿的肌肉最为显著。其他症状包括发热、心动过速、恶心、呕吐等。AKI是横纹肌溶解症的常见并发症，发生率为15%~50%。入院时血清肌酸激酶水平超过5000IU/L的患者发生AKI的风险很高。患者发生AKI的危险因素包括脱水、酸中毒和脓毒症，发生的原因是血容量不足导致肾缺血、管型尿导致肾小管阻塞等。横纹肌出现受损现象可发生于：

(1) 运动后出现缺氧、缺血。剧烈、长期的大量运动会导致横纹肌细胞出现缺血、缺氧现象，运动肌肉内的ATP全部利用完，生成乳酸。此时向肌肉灌注相关离子，如钠离子、钙离子等，就出使细胞膨胀破裂，最后导致细胞死亡，使细胞膜不具备完整性，细胞内的物质流进血液中，相关蛋白流经肾小球，滤过后不能通过肾小管，使其淤堵在肾小管中，这样会造成人体的多器官出现受损，也可能出现弥漫性血管内凝血 (DIC)。

(2) 肌肉组织温度升高。剧烈、长期的大量运动，肌肉的收缩频率变多，这样会出现肌肉组织发热，特别是在外界温度更高的条件下，肌肉不容易散热，使肌肉温度不断增高，甚至高达45℃，伴随着热量的不断增高，耗能也随之增加。温度每增加1℃，相关的酶的活性会增加大概10%左右，酶作用于肌细胞上，使细胞膜损坏，最后导致横纹肌坏死。

(3) 长时间过度牵拉造成损伤。当做大量运动时，肌肉组织会处于长期、反复的收缩状态，肌组织细胞受到长时间的拉扯，破坏了细胞的结构完整性。因为剧烈运动后，运动组织会出现缺血缺氧的现象，生成大量的炎症递质，发生过氧化发应，使细胞膜受损，毛细血管滤过效果明显，大量物质渗出，造成组织间隙出现肿胀现象。

导致急性肾衰竭的原因：

(1) 人体肾器官出现缺血。在大量活动时，血液会集中的流入肌肉中，保证肌肉正常运动，肾分布的血管出现收缩，同时出大量的汗，会使血容量降低，导致肾缺氧缺血，肾小球滤过功能受到影响，因此在肾小管重吸收的水量增加，使尿量减少，尿 pH 值减少，变成酸性，在肾小管中出现大量的亚铁血红素堆积。

（2）出现肌红蛋白管型。横纹肌细胞溶解，其中的肌红蛋白进入血中，肾脏不能将其及时排出，就会在肾小管中出现肌红蛋白管型，肾小管不通畅，致使出现急性肾衰竭。

（3）肌红蛋白存在一定毒性。如果尿属于酸性，同时血容量降低，此时肌红蛋白对肾脏的危害性变大，更加严重，发生急性肾损伤。在酸性条件下，肌红蛋白会生成珠蛋白和亚铁血红素，其中的亚铁血红素会引起氧自由基大量产生，造成肾小管上皮细胞受损，随之，ATP 的含量逐渐降低，破坏细胞膜，最后致使肾小管功能受损。

横纹肌溶解症合并肾损伤治疗上重点是预防和治疗 AKI。需要早期、积极液体复苏，以维持或增加肾脏灌注，减少肾脏的缺血性损伤，增加尿流速，从而减少或抑制肾小管内管型的形成并促进其排泄。结合相关文献资料，一般采取口服加静脉输注等渗液体的方法进行扩容治疗，直到患者血肌酸激酶水平低于 5000IU/L 并且不再上升后停止液体复苏。使用碳酸氢钠碱化尿液可减少肌红蛋白与 T-H 糖蛋白结合导致沉积，从而预防小管内色素管型形成。碱化尿液可减少肌红蛋白释放游离铁，并降低尿酸在肾小管沉积的风险，有利于保护肾功能。目前，国内参照国外标准，血肌酸激酶水平低于 5000IU/L 前予输注碳酸氢钠。当进行积极的容量复苏患者仍然少尿或无尿，应考虑患者并发 AKI。在临床急诊工作中应重视 AKI 的发生，当合并 AKI 及严重高钾、酸中毒、严重创伤或合并多器官功能不全时，连续性血液净化（Continuous Blood Purification，CBP）

为首选方案，其不仅能清除毒素和炎症介质，维持内环境稳定，还有助于清除肌红蛋白，减轻肾脏负担。

患者主要表现为尿色加深，呈酱油色。酱油色尿常见于血型错配输液导致的溶血性贫血，其他原因所致的溶血性贫血如自身免疫性溶血性贫血、阵发性血红蛋白尿、葡萄糖-6-磷酸脱氢酶缺乏症等；急性肾炎、急性黄疸型肝炎、大面积烧伤、挤压伤或剧烈运动后发生的横纹肌溶解症，以及进食大量甜菜或大黄等。横纹肌溶解的标志是肌酸激酶和肌红蛋白水平升高。就诊时血肌酸激酶水平通常是正常上限的5倍以上。在肌肉损伤开始后2~12小时内开始升高，24~72小时达高值，去除肌肉损伤因素后3~5天内下降。肌红蛋白是一种含有血红素的呼吸性蛋白，由受损肌肉释放，肌红蛋白释放平行于肌酸激酶。肌红蛋白是一个相对分子质量为17000的单体蛋白质，不与蛋白结合，因而可迅速通过尿液排泄，表现为酱油色的肌红蛋白尿。

据患者发病前有剧烈运动史，加之其解酱油色尿、尿量减少及合并有腹肌及肩背部肌肉酸痛，同时肌酸激酶浓度远大于5000IU/L、肾功能异常等，尿量少、肌酐高，发生AKI，考虑其为横纹肌溶解合并肾损伤。患者入院后积极完善相关检查，排除了溶血性贫血、急性肾炎、急性黄疸型肝炎。因此予以检测尿量、尿色、肾功能等，除嘱其大量饮水外，应用等渗生理盐水进行液体复苏，并予以碳酸氢钠碱化尿液等对症支持治疗。经治疗，患者5天后肌酸激酶水平降至7793U/L，肾功能基本恢复，自行离院，嘱其院外继续口服碳酸氢钠片，注意休息、多饮水，当地医院复查心肌酶，不适随诊。

病例点评

　　临床急诊医师应指导患者规范就医和用药，并加强自身学习，减少误诊发生。本例患者因心肌酶谱明显增高，还易被误诊为"心力衰竭、心肌炎"并入住心内科，值得引起高度重视。

参考文献

1. 张文砚，修长庆. 军事训练致横纹肌溶解症 23 例临床分析. 临床军医杂志，2016，44（8）：869 – 870.

2. 卿胜强，张静波. 横纹肌溶解致急性肾损伤 1 例并文献复习. 重庆医学，2018，47（6）：863 – 864.

3. 陈文腾，张秀安，连学坚. 横纹肌溶解症 60 例诊治分析. 福建医药杂志，2017，39（6）：141 – 142.

（李伟亮）

022

糖尿病酮症酸中毒合并急性脑梗死 1 例

病历摘要

患者，女，47岁。主因"间断腹痛伴发热4日"入院。患者于2018年11月11日出现发热，体温最高可达38.4℃，伴寒战，后出现腹痛，伴恶心，无呕吐、腹泻，自行口服"感冒药（具体成分不详）"治疗，效果差。11月13日自觉上述症状加重遂就诊于当地医院，诊断为"糖尿病酮症酸中毒，胃肠炎？"，给予抗感染、碳酸氢钠、补液、纠酸及控制血糖等治疗，症状无明显好转。11月14日出现意识障碍，呈嗜睡状态，遂转入我院急诊。自发病以来，小便量增多，食欲差，近2日未大便。既往2型糖尿病史5年，平素口服二甲双胍治疗，未规律控制饮食。查体：体温37.1℃，脉搏101次/分，血压138/76mmHg。嗜睡，被动体位，查体欠配合，面部

笔记

潮红，双侧瞳孔等大等圆，对光反射存在，四肢肌力及肌张力减低，右侧巴氏征（＋），肠鸣音弱。血气分析：pH 7.24，K^+ 3.7mmol/L，Na^+ 126mmol/L，ABE －17.5mmol/L，GLU 16.8mmol/L，乳酸0.7mmol/L；血常规：WBC 12.84×10^9/L，PLT 72×10^9/L，GRAN% 84.4%，CRP 175mg/L；尿常规示酮体（3＋）。入院后给予大量补液、纠酸、小剂量应用胰岛素、抗感染及纠正电解质紊乱等治疗后，患者神志仍无明显好转，于入院后第2日行头颅核磁检查DWI示左侧额颞顶枕叶及侧脑室旁多发梗死灶；MRA示左侧大脑中动脉M1局限性狭窄，提示急性脑梗死。

病例分析

糖尿病酮症酸中毒（DKA）是糖尿病最严重的急性并发症，也是内科常见的危象之一。其特征是由高血糖、阴离子间隙代谢性酸中毒和酮血症构成的代谢三联征。DKA的脑内并发症以脑水肿最为常见，并发的急性缺血性和出血性卒中比较少见（也许是由于未引起充分的重视）。DKA不仅是一种糖代谢障碍，也是一种可引起以血管内皮受损和凝血病为特征的全身炎症反应。

DKA分为几个阶段：①早期血酮升高，尿酮体排出增多，称为酮症；②酮体（包括β-羟丁酸、乙酰乙酸和丙酮）中β-羟丁酸和乙酰乙酸为酸性代谢产物，消耗体内储备碱，初期血pH正常，属于代偿性酮症酸中毒，后期pH下降为失代偿酮症酸中毒；③病情进一步发展，出现DKA昏迷。DKA的治疗原则是尽快补液以恢复血容量、纠正失水状态，降低血糖，纠正电解质及酸碱平衡失调，同时积极寻找和消除诱因，并防止并发症，降低病死率。治疗时需要注意以下几个问题：

笔记

（1）补液速度、方式及补液量。DKA 患者，因渗透性利尿、呼吸道及消化道促使体液丢失，常伴有低血容量及脱水状态，液体损失量可达 4000～8000ml。并发电解质紊乱、代谢性酸中毒、携氧系统失常、周围循环衰竭、肾功能和中枢神经系统功能障碍。补液是 DKA 抢救的关键。①补液速度：依患者病情及全身状况而定，总量按体重 10%～15% 估计，速度先快后慢，若无心功能不全，最初 1～2 小时静脉补液量为 1000～2000ml/h；3～4 小时 500ml/h，或 4 小时内预估量的 1/3，此后 500ml/3h，根据监测情况调节。对于老年人或伴有心脏病及心功能不全患者，应在中心静脉压监测下调节输液速度及输液量。②补液种类：以 0.9% NaCl 为主，血钠过高可输注 0.45% NaCl 溶液，有的主张平衡液（醋酸林格液、乳酸林格液），有效防止高氯血症。当血糖水平降至 13.9mmol/L 时，宜加输 5% 糖盐水（加胰岛素），尽管血糖降低，仍需要小剂量胰岛素逆转酮症及酸中毒。存在严重休克时，加用胶体液。③补液途径：重症患者主要通过静脉补充液体，结合口服或神志不清者可鼻饲经胃肠道补液。

（2）胰岛素的使用问题。在充分补液的基础上给予胰岛素治疗，每小时监测血糖，血钾低于 3mmol/L 时可暂不给予胰岛素治疗，先充分补液补钾；胰岛素使用的起始剂量为 0.1U/（kg·h），血糖下降速度约为每小时 3mmol/L，如果血糖下降速度过慢可增加 1U/h。血糖控制目标为 8～10mmol/L。

（3）补钾问题。DKA 治疗中往往出现补钾不足或不及时的问题，DKA 患者由于呕吐、腹泻、尿量增多等原因导致丢钾，只要患者血钾低于 5.5mmol/L，且有尿就应该积极补钾，不能口服者给予静脉补钾，可进食者采取口服钾更为安全。

（4）补碱问题。DKA 患者因 β-羟丁酸和乙酰乙酸的产生，以及脱水会出现代谢性酸中毒，常规情况下不适宜补充碳酸氢钠，会导致反常性脑脊液 pH 降低钠负荷过多，反跳性碱中毒，血 pH 骤升使血红蛋白氧亲和力上升，而红细胞 2,3-二磷酸甘油酸（2,3-DPG）升高和糖化血红蛋白含量下降则较慢，因而加重组织缺氧，有诱发或加重脑水肿的危险，尤其在大剂量且快速给碳酸氢钠时易于发生。但 pH<6.9 时可考虑少量补碱，当出现休克时，无论何种情况都应适当补碱。补碱需要将碳酸氢钠稀释，如将 50ml 碳酸氢钠稀释于 200ml 灭菌注射用水中，以 200ml/h 速度静点。

DKA 患者促凝血物（如 von Willebrand 因子）水平增高，抗凝血物（如蛋白 C 和游离蛋白 S）水平降低，提示 DKA 可引起促凝血状态和内皮细胞激活，进而诱发缺血性脑卒中；但已发现部分发生缺血性脑卒中的 DKA 患者的血小板聚集性增高，DKA 患者的血栓形成风险增高也可能与血容量减少、血流速度下降以及血液黏度增高有关。

由于 DKA 患者的脑水肿与原发性卒中的表现可能相似，因此临床医师应对卒中高度警觉，一旦患者情况稳定就应尽早进行影像学检查，以便更好地对患者进行治疗，除非绝对排除弥漫性脑水肿或存在其他明确原因。对 DKA 的中枢神经系统并发症的紧急治疗应优先考虑脑水肿。对于继发于 DKA 的动脉性缺血性卒中的治疗应个体化，除特异性治疗（如溶栓、抗血小板、抗凝、抗纤、扩容）外，需特别注意血糖及血压的控制，需避免血糖过低导致的脑缺血和水肿加重。

此病例中患者以"发热伴腹痛"起病，既往糖尿病病史，结合化验结果，糖尿病酮症酸中毒诊断明确，给予大量补液、小剂量胰岛素治疗后，患者仍出现神志改变，一种情况是高渗性导致的脑梗死，也不除外与当地医院在治疗过程中给予碳酸氢钠治疗不当有

笔记

103

关。遂在入院第二天完善头颅核磁检查，双侧大脑半球均可见急性梗死灶，根据 TOAST 改良分型考虑为动脉粥样硬化血栓形成，低灌注、栓子清除率下降或心源性栓塞，进一步完善心脏及颈动脉超声均未见明显异常。

脑梗死又称缺血性脑卒中，是指各种原因所致的脑部血液供应障碍，导致脑组织缺血、缺氧坏死，继而出现相应神经功能缺损的一类临床综合征。根据局部脑组织发生缺血坏死的机制可以将脑梗死分为三种主要病理生理学类型，即脑血栓形成、脑栓塞和血流动力学机制所致的脑梗死。其中血流动力学所致的脑梗死，其供血动脉没有发生急性闭塞或严重狭窄，而是由于近端大动脉发生严重狭窄加上血压下降，导致局部脑组织低灌注，从而发生缺血坏死，占全部急性脑梗死的 10%～20%。

病例点评

该患者既往糖尿病病史 5 年，未规律监测血糖，结合 MRA 结果提示左侧大脑中动脉 M1 段局限性狭窄，在血管壁病变的基础上，此次发生糖尿病酮症酸中毒，可导致短期内血压改变或休克状态造成大脑局部灌注压下降，血流量下降，诱发血栓形成性脑梗死。

参考文献

1. Olivieri L, Chasm R. Diabetic ketoacidosis in the pediatric emergency department. Emerg Med Clin North Am, 2013, 31 (3): 755 – 773.

2. 王兰英，彭建霞，唐丽敏，等. 儿童糖尿病酮症酸中毒与卒中. 国际脑血管病杂志，2015, 23 (3): 214 – 216.

（任思佳）

023

外伤后合并医院获得性
肺炎 1 例

病历摘要

　　患者，男，49 岁。于 9 月 14 日上午 10 点骑摩托车时发生车
祸，左侧肢体受伤（左侧胸部、左膝部及面颊），全身多处疼痛。
当时患者神志清楚，无恶心、呕吐等，立即由"120"送当地县人
民医院。左侧膝部出血多，行相关检查：左股骨远端骨折，左胫骨
近端骨折，左髌骨骨折。给予创面包扎，抗休克等对症治疗后转入
上级医院继续治疗，于下午 5 点就诊于我院急诊科，为行急诊手术
收入我院骨科。既往体健。急诊行体格检查：体温 36.5℃，脉搏
110 次/分，呼吸 20 次/分，血压 105/62mmHg。发育正常，营养正
常，神志清楚，被动体位，言语流利，对答切题，查体合作，双侧
瞳孔对光发射存在。唇发绀，心率 110 次/分，律齐。双肺呼吸音

105

清，未闻及明显干湿性啰音。腹软，全腹无压痛，无反跳痛，左侧大腿及小腿外旋畸形，骨摩擦音（＋），左膝前正中有一长约2cm纵行伤口，软组织活性差，深及骨质，边缘不整齐，左足背动脉搏动较对侧弱，末梢血运可。血常规：WBC 6.86×10^9/L，NE% 76.71%，Hb 55g/L，PLT 31×10^9/L，CRP 1.62mg/L；生化：BUN 6.05mmol/L，Na^+ 141mmol/L，ALB 18mmol/L；PCT 0.28ng/ml，CK 1110U/L，CK-MB 35.8U/L，LDH 127U/L，MYO 2194U/L，C-TNI 0.77U/L；凝血功能：APTT 延长12秒，PT 延长4秒。心电图、腹部超声、胸部X线正常。

急诊手术治疗，给予输血4U，左下肢股骨远端行负压封闭引流（vaccum sea ling dra inage，VSD），后转入ICU，预防性使用头孢哌酮舒巴坦抗感染，转入后行血培养检查汇报（－）。18日左下肢股骨远端开放VSD有脓性液体引出，伴随发热，体温最高达39℃，19日出现痰多，为白色黏痰，偶有呼吸较困难。查血常规（9月19日）：WBC 8.02×10^9/L，NE% 86%，Hb 77g/L，PLT 16×10^9/L，CRP 72mg/L。行胸部CT检查：双侧胸腔积液，肺部感染。并行血培养和VSD引流培养，抗菌药物改用美罗培南＋万古霉素，并加用化痰药物。30日血培养回报为嗜麦芽窄食单胞菌，更改抗菌药物为头孢哌酮舒巴坦＋万古霉素。10月15日，复查血常规正常，患者伤口愈合良好，予出院。

病例分析

医院获得性肺炎（hospital acquired pneumonia，HAP）指患者住院期间没有接受有创机械通气、未处于病原感染的潜伏期内，而于入院48小时后新发生的肺炎。发病机制是病原体到达肺部，突破防御机制，在肺部繁殖并引起侵袭性损害。患者可通过两种途径引起感染：①误吸（aspiration），患者住院期间在抗菌药物暴露、大量抑酸药物或留置胃管等危险因素作用下，口腔正常菌群和定植菌进入下呼吸道，从而引发感染。②致病微生物以气溶胶或凝胶微粒等形式通过吸入（inhalation）进入下呼吸道，也是导致院内感染暴发的重要原因。还有其他感染途径，如感染病原体经血行播散至肺部、邻近组织直接播散或污染器械操作直接感染等。

HAP/VAP常见的耐药细菌包括对碳青霉烯类耐药的鲍曼不动杆菌、铜绿假单胞菌、肠杆菌科细菌，产超广谱β-内酰胺酶的肠杆菌科细菌，对甲氧西林耐药的金黄色葡萄球菌等（中国细菌耐药监测网），一旦诊断为医院获得性肺炎，需要根据本医院或者当地的细菌流行病学基础，经验性使用抗菌药物。

患者18日出现伤口脓性分泌物，伴随发热及肺部感染，血常规提示PLT减少，CRP及PCT增高。此患者感染后出现血小板减少，可能是弥漫性血管内凝血、骨髓抑制或者使用药物导致的血小板减少。但是患者凝血功能正常，白细胞正常，没有使用抑制骨髓药物，因此考虑血小板减少的原因是微血管内血栓形成。微血管内血栓形成，由于其阻断了组织血流灌注，常被认为是造成器官功能损伤的原因之一，对机体有害。但近年研究发现，脓毒症时微血管内血栓形成在一定情况下具有生理性的免疫防御作用，免疫性血栓在感染局部微血管内及微血管周围形成保护性屏障，限制了病原体在血管内及血管周围的移动，血管内微血栓能够形成一个独立的空间，使得局部抗微生物肽浓度增加，从而增加与病原体相互作用的机会，促进病原体的清除。根据以上原因，患者没有出现出血情况，故没有给患者输注血小板。

笔记

病例点评

　　患者 14 日因车祸外伤就诊，患者存在开放性伤口且伤口暴露时间长，故手术后使用头孢哌酮舒巴坦，18 日发现伤口引流部位化脓，后期出现发热合并肺部感染（考虑血行播散），血常规白细胞及降钙素原均增高，考虑感染加重，因存在引流部位感染，不除外金黄色葡萄球菌导致加用万古霉素，随后出现肺部感染情况。因为就医后 48 小时后出现，考虑为医院获得性肺炎。因医院获得性肺炎的菌群多样，所以根据经验将头孢哌酮舒巴坦改用为美罗培南治疗，但是 30 日血培养结果为嗜麦芽窄食单胞菌（嗜麦芽窄食单胞菌先天对碳青霉烯类抗菌药物耐药），药敏结果对头孢哌酮舒巴坦敏感，故将美罗培南改为头孢哌酮舒巴坦后患者感染情况得以控制，体温正常后 7 天，改美罗培南为头孢曲松。

参考文献

1. 中华医学会呼吸病学分会感染学组．中国成人医院获得性肺炎与呼吸机相关性肺炎诊断和治疗指南（2018 年版）．中华结核和呼吸杂志，2018，41（4）：255 - 280.

2. 陈宏斌，赵春江，王辉，等．2007—2013 年医院内获得性肺炎病原菌分布及其耐药性分析．中华医院感染学杂志，2017，27（1）：1 - 7，15.

3. 国家卫生和计划生育委员会．中国抗菌药物管理和细菌耐药现状报告（2017）．北京：中国协和医科大学出版社，2017.

4. 中华医学会．重症医学—2018. 北京：人民卫生出版社，2018，5.

（刘铮）

024·
细菌性脑炎 1 例

病历摘要

患者，女，28 岁。主因"发热伴头痛 3 天余"就诊于我院急诊。患者于 2017 年 12 月 11 日出现发热，体温最高达 38.3℃，偶有寒战，伴头痛、恶心、呕吐，头痛为胀痛，呕吐物为胃内容物。病程中无咳嗽、咳痰、腹痛，无头晕、视物旋转、意识障碍等。查体：体温 38.6℃，双肺底可闻及散在湿啰音，颈抵抗（颏下三横指），布氏征、克氏征（＋），腱反射（2＋），双侧巴氏征（－）；化验血常规：WBC 13.22×10^9/L、GRAN% 95.4%，CRP 71.16mg/L，血沉 120.0mm/h，血生化、凝血试验、腹部 B 超未见明显异常，胸部 CT、头颅 CT 未见明显异常；行腰椎穿刺＋脑脊液检查结果：ADA 8.1U/L、UTP 4.03g/L，GLU 0.03mmol/L、Cl⁻ 116.0mmol/L；

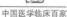
脑脊液免疫球蛋白 IgG、IgA、IgM 升高；脑脊液培养：肺炎链球菌（＋）。给予头孢曲松抗感染、降颅压、纠正电解质紊乱、营养神经等对症治疗 2 周后患者好转出院。

【诊疗特点】①患者青年女性，急性起病；②以头痛、发热为突出临床表现，伴恶心、呕吐；③查体可见颈抵抗（颌下三横指），布氏征、克氏症（＋）；④病理学检测结果提示细菌感染。首先考虑颅内感染。

病例分析

急性细菌性脑膜炎，又名化脓性脑膜炎，是化脓性细菌感染所致的脑脊膜炎症，最常见的致病菌是脑膜炎双球菌、肺炎球菌和流感嗜血杆菌。其临床特点为发热、头痛、呕吐、烦躁不安、惊厥、嗜睡、昏迷，婴儿可有前囟隆起、颈项强直，并有化脓性脑脊液变化，若不及时治疗可导致严重神经系统后遗症甚至危及生命。

细菌性脑炎在诊断的过程中需要与病毒性脑膜炎、结核性脑膜炎、脑脓肿等相鉴别。

（1）病毒性脑炎。通常以脑实质受累为主，常累及脑膜，诊断要点为：①常有特定的流行季节；②各有其特殊的全身表现，如肠道病毒可伴腹泻、皮疹或心肌炎；③脑脊液改变：病毒性脑炎脑脊液糖及氯化物正常或稍高，蛋白增高不明显；④脑脊液或脑组织中发现病原体可确诊。病毒性脑膜炎患者整个发病过程中 PCT、CRP 水平变化不明显，而化脓性脑膜炎患者急性期 PCT、CRP 水平则显著增高。

（2）结核性脑膜炎。常合并活动性肺结核或肺外结核，或与开放性肺结核患者有密切接触史，早期表现为结核中毒症状，神经系统症状符合脑膜炎的临床表现；结核菌素试验阳性，脑脊液呈非化脓性细菌性炎症改变，如细胞数增多（＜1000/mm³），糖和氯化物降低，涂片或培养发现结核杆菌。

（3）脑脓肿。患者多有中耳炎或头部外伤史，有时继发于脓毒败血症。脑脓肿患者临床症状除脑膜炎及颅压高外，往往有局灶性脑损伤。脑脊液改变在未继发化脓性脑膜炎时，细胞数可正常到数百，细胞多数为淋巴细胞，糖及氯化物多正常，蛋白正常或增高。

该患者后行脑脊液检查结果示 ADA、UTP 升高，GLU、Cl⁻ 降低；脑脊液免疫球蛋白升高，脑脊液培养肺炎链球菌(＋)，故可确诊为细菌性脑膜炎。对于细菌性脑炎的诊断需要注意的是：①对于老年人或婴幼儿脑膜刺激症不明显的病例，应引起高度注意，必要时需行多次腰穿检查；②CT 早期可正常，病程进展可见基底池、脉络膜丛、半球沟裂等部位密度增高；磁共振检查早期脑膜及皮质呈条状信号增强，脑组织广泛水肿；中期皮质和皮质下梗死；后期可见脑积水、硬膜下积液及脑萎缩。另外，对于急诊的患者，评估疾病的风险尤为重要，总体上，细菌性脑膜炎患者若合并以下情况死亡风险会增加：①就诊时已有意识水平下降；②就诊 24 小时内有癫痫发作；③颅内压持续升高；④幼儿（婴儿）或年龄＞50 岁；⑤合并有休克和（或）需要机械通气；⑥治疗不及时；⑦脑脊液葡萄糖水平低（＜2.2mmol/L）及脑脊液蛋白含量过高（＞3g/L）。鉴于该疾病的高危险性及容易导致严重神经系统后遗症，在治疗过程中要密切关注患者体温波动、意识情况、血液白细胞数量变化等，如经验用药 3 天以上病情仍无缓解，则应重新评估目前诊断及应用的抗菌药物，并及时更换抗菌药物。

对于该病的治疗原则是及早使用抗菌药物，治疗原则为：①未确定病原菌，第三代头孢（头孢曲松或头孢噻肟）常作为化脓性脑膜炎的首选用药；②明确病原菌（表24-1 社区获得性细菌性脑膜炎住院患者抗菌药物具体治疗方案）。

表 24 - 1　社区获得性细菌性脑膜炎住院抗菌药物具体治疗方案

微生物类型		标准治疗	替代治疗	疗程
肺炎链球菌	对青霉素敏感	青霉素/阿莫西林	三代头孢/氯霉素	10 ~ 14 天
	对青霉素耐药	三代头孢	美罗培南	10 ~ 14 天
	对三代头孢耐药	万古霉素 + 三代头孢	利奈唑胺	10 ~ 14 天
脑膜炎奈瑟菌	青霉素敏感	青霉素/阿莫西林	三代头孢/氯霉素	7 天
	青霉素耐药	三代头孢	美罗培南	7 天
李斯特菌		阿莫西林/青霉素	美罗培南/利奈唑胺/复方新诺明等	>21 天
流感嗜血杆菌	β-内酰胺酶阴性	阿莫西林	三代头孢/氯霉素	7 ~ 10 天
	β-内酰胺酶阳性	三代头孢	四代头孢/氯霉素	7 ~ 10 天
金黄色葡萄球菌	甲氧西林敏感	耐酶青霉素	万古霉素/利奈唑胺/利福平	>14 天
	甲氧西林耐药	万古霉素	利奈唑胺/利福平/磷霉素	>14 天
	万古霉素耐药	利奈唑胺	利福平/磷霉素	>14 天

　　需要注意的是，在感染治疗的同时，也应注意保持呼吸道通畅、降温、控制癫痫发作、维持电解质的平衡，积极抗颅内压增高和抗休克等治疗。此外，皮质类固醇类药物可显著减少耳聋和神经后遗症的发生，建议对患急性细菌性脑膜炎的所有成人患者（10mg，qid×4d）和儿童患者（0.15mg/kg，qid×4d）进行地塞米松经验性治疗。需要注意的是，不适当的激素治疗与迟发性脑损伤存在相关性，所以使用激素治疗要慎重。

病例点评

　　该患者结合脑脊液培养 + 药敏结果，选用头孢曲松治疗效果良好，2 周后痊愈出院，无任何后遗症。

参考文献

1. 王拥军. 神经内科学高级教程. 北京：人民军医出版社，2015：237.

（曹靖）

025
下肢静脉血栓致急性肺血栓栓塞1例

病历摘要

患者，男，72岁。主因"发作性胸痛伴头晕3天，加重半天"急诊入院。3天前突发胸痛，伴头晕、黑蒙、乏力，伴冷汗，持续约1~2分钟，后自行缓解，上述症状先后出现2~3次，遂就诊于当地医院，行相关检查，未明确诊断，考虑感染，予哌拉西林舒巴坦治疗，效果欠佳。半天前再次出现上述症状，伴大汗、肩背部放射痛，持续约3~5分钟，急诊收入我院。

患者既往慢性支气管炎病史10余年；7年前患肺结核，已痊愈。急诊查体：神志清楚，唇发绀，右下肺可闻及散在湿性啰音。胸部CT：慢性支气管炎改变，肺大疱形成，双侧肺炎，陈旧性肺结核，左上肺钙化灶；头颅CT：未见明显异常。头颅MRI + DWI +

MRA：双侧半卵圆中心、侧脑室旁多发缺血灶，双侧顶叶急性脑梗死，老年性脑改变，脑动脉硬化，右侧大脑中动脉局限性狭窄，右侧乳突炎。入院心电图（图 25 - 1）：窦性心律，$S_I Q_{III} T_{III}$，T 波异常。血气分析（表 25 - 1）：低氧血症，$P(A\text{-}a)O_2$ 增大，乳酸升高。床旁检测（POCT）：心肌坏死标志物未见异常。床旁心脏彩超：右房、右室增大；三尖瓣关闭不全（轻度）；肺动脉压力增高；心包积液（微量）；左室松弛性减低；左室收缩功能正常。床旁下肢动静脉超声：下肢动脉管壁毛糙、内膜增厚；双侧股动脉及双侧股浅动脉起始处硬化斑块形成；双侧胫前动脉管壁钙化；左侧胫前动脉及左侧足背动脉血流频谱形态异常；双侧股静脉反流（考虑瓣膜功能不全）；右小腿局部肌间静脉大部栓塞可能；左小腿局部肌间静脉内径增宽。CTPA：左肺上叶结节，结合临床；肺气肿；双肺下叶炎症，双肺多发肺大疱；双侧胸腔积液伴双肺下叶局限性肺不张，CTPA 扫描未见明显异常。肺通气灌注 + 双下肢深静脉扫描结果：①双下肢深静脉回流通畅，血栓形成（新鲜血栓）；②双肺多发亚段肺栓塞；③双肺通气功能障碍，痰栓形成。

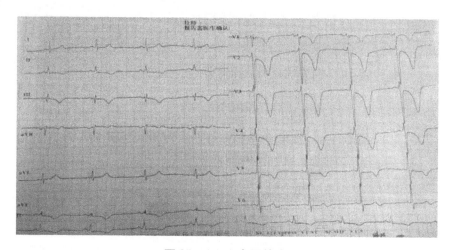

图 25 - 1　心电图检查

表 25 -1　血气分析结果

指标	PO$_2$	Lac	P(A-a)O$_2$	SO$_2$	D-二聚体	NT-proBNP
单位	mmHg	mmol/L	mmHg	%	mg/L	pg/ml
结果	42.1	3.0	128.7	77.4	3.75	5277

【治疗】给予抗凝，下腔静脉滤器植入，抗感染，雾化，祛痰，等对症治疗后，患者好转出院，规律口服抗凝药物并定期复查。

病例分析

"胸痛"是急诊科的常见症状，导致胸痛的病因比较复杂，病情的严重程度也相差很多。接诊过程中需把握急诊"假定病重原则"，从重至轻进行筛查。对于急性非创伤性胸痛患者，警惕四大致死性"胸痛"：急性心肌梗死、急性肺栓塞、主动脉夹层、张力性气胸。这几种胸痛可能导致严重后果甚至危及生命，对于高危患者来说症状发作后应该立即启动治疗，越早疗效越好，任何延误都可能导致严重不良事件的发生。因此急性胸痛的早期鉴别和危险分层，对于识别高危患者并给予正确的处置具有重要意义。

"头晕"属于非前庭系统性眩晕，主要表现为头昏、头重脚轻、眼花，感觉颅内在转动等，通常无外界环境或者自身旋转感，很少有恶心、呕吐，通常由眼部疾病、心血管疾病、全身中毒、代谢疾病、贫血等疾病造成。在临床急诊工作中，首先确定就诊的眩晕患者是否有颅内病变，如小脑出血，颅内肿瘤等，因为这些疾病处理不及时可危及生命。

该患者以胸痛伴头晕来诊，当地医院头部检查已较为详细，未见严重危及生命的疾病，因此考虑与颅外疾病有关。根据接诊流程，问诊查体评估临床特点后，首先行心电图检查，结果提示异常，心电图胸导 T 波倒置，尖锐对称，出现在 $V_1 \sim V_5$，TV_1 与 T_{III} 同时倒置，诊断急性肺栓塞特异性较高。床旁 POCT 心梗死标志物未见明显异常。患者发病已 3 天，提示心源性可能性不大。D-二聚体显著升高，但该指标不特异，需再行其他检查以排除致命性疾病。结合血气分析中低氧血症、$P(A-a)O_2$ 增大，超声心动图中右心负荷过重表现及肺动脉压升高，考虑右心扩张，压力增高。但床旁心脏超声未发现肺动脉近端或右心腔血栓等直接征象。遂行床旁下肢静脉超声，提示肌间静脉内径增宽，栓塞可能。90% 肺栓塞血栓来源于下肢 DVT，为明确诊断再行 CTPA，未见明显异常。用 Daniel 心电图评分系统评价肺栓塞的严重程度，高度怀疑该患者肺栓塞。故进一步完善肺通气灌注扫描，放射性核素肺通气灌注扫描结果阳性，诊断明确。

诊疗特点：老年患者，急性起病，相关检查提示急性右心负荷重，继而完善检查，明确诊断：肺血栓栓塞症，下肢静脉血栓。肺血栓栓塞临床表现无特异性，表现多样，可涉及各个系统。教材中多提示典型的"肺栓塞"三联征为呼吸困难、胸痛、咯血，但临床只有约 30% 患者出现。晕厥也可以是急性肺栓塞的唯一的首发症状。在急诊的临床中，所做出的诊断需能完全解释出现的所有症状、体征及辅助检查的结果。

典型肺栓塞心电图 T 波与急性心梗的 T 波鉴别：急性肺栓塞多 TV_2、$TV_3 > TV_4$，而前壁心梗多相反，肺栓塞多见于 TV_1 与 T_{III} 同时倒置，急性心梗多数有 ST 段抬高。典型肺栓塞心电图 T 波与尼亚加拉瀑布样 T 波的鉴别：T 波振幅可显著增加，可出现 T 波双峰或 TU 波融合，T 波形态为显著加深、增宽、升支凸出，导致严重的不对称，校正后 QT 间期延长。该患者心电图为较典型的肺栓塞心电图表现。

对于疑诊肺血栓栓塞症时，CT肺动脉造影（CTPA）是目前的一线确诊方法，但美中不足的是仅能显示段以上肺动脉内栓子，远端血管不能显影，CTPA的优点在于诊断迅速，不需预约，无放射性核素准备限制。放射性肺通气/灌注扫描，直径1mm以上的栓塞血管，诊断的准确性达95%~100%，较CTPA更具敏感性和特异性。缺点是易受肺血流或通气受损因素（包括肺部炎症、肺部肿瘤、慢阻肺等）的影响。肺动脉造影作为肺栓塞的经典方法，因其为有创性检查，有严重并发症甚至致命，应严格掌握适应证。因此多采用CTPA或放射性肺通气/灌注扫描进行确诊。该患者有下肢静脉血栓形成，行CTPA未见明显异常，但心电图及心脏超声均提示右心负荷高，继而行肺通气/灌注扫描明确诊断。

病例点评

针对本疾病，急诊医师应该提高认识及风险意识，院内进行风险评分，筛查高危患者，做好预防工作。加强多学科团队建设，建立绿色通道，规范诊疗流程，精准治疗。

参考文献

1. 中华医学会呼吸病学分会肺栓塞与肺血管病学组，中国医师协会呼吸医师分会肺栓塞与肺血管病工作委员会，全国肺栓塞与肺血管病防治协作组.肺血栓栓塞症诊治与预防指南.中华医学杂志，2018，98（14）：1060-1087.

2. 贺芬宜，严赟，司徒明珠.超声心动图联合下肢深静脉超声对急性肺栓塞诊断的临床价值研究.中国超声医学杂志.2018，34（12）：1084-1087.

3. 江慧琳，陈晓辉.重视急性胸痛的危险分层，优化急性胸痛的管理流程.中华急诊医学杂志，2015，24（7）：700-703.

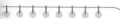 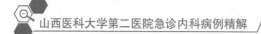
4. Xiao S, Geng X, Zhao J, et al. Risk factors for potential pulmonary embolism in the patients with deep venous thrombosis: a retrospective study. Eur J Trauma Emerg Surg, 2018.

（窦伟）

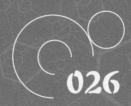

026
急性心肌梗死引发心室电风暴1例

病历摘要

患者，男，55岁。主因"间断胸憋3天，加重伴气紧半小时，意识丧失5分钟"入院，2017年12月2日患者受凉后出现间断胸憋，每次持续数分钟，休息可缓解；无发热、咳嗽、胸痛。12月4日就诊于我院心内科，考虑冠心病，给予抗凝、稳定斑块、营养心肌等治疗。12月6日于我院行相关检查后回家，12时爬楼梯时感胸憋加重，伴气紧、大汗、恶心、呕吐，呕吐物为胃内容物。家人自行予阿司匹林片（1片）及硝酸甘油片（1片）后呼"120"送入我科。入院途中患者出现意识不清、呼之不应，"120"行心电图示急性下壁心肌梗死，心室颤动。入我科后急行心肺复苏术治疗。

患者既往体健，50年前曾行阑尾切除术。入院查体：体温不升；呼吸 4 次/分；血压 0mmHg；心率 0 次/分；神志不清，呼之不应，叹息样呼吸。皮肤湿冷，口唇紫绀，皮肤黏膜无黄染。双侧瞳孔直径 5mm，对光反射消失，双肺呼吸音未闻及；心音消失；腹部查体不合作，双下肢无水肿。12 月 6 日颈动脉超声：颈部动脉管壁毛糙，内中膜增厚伴双侧颈总动脉膨大处、双侧颈内动脉起始处及右侧锁骨下动脉起始处硬化斑块形成；双侧椎动脉走行迂曲。初步诊断：急性下壁心肌梗死，心律失常，心室颤动。

【诊治经过】入院后首先给予心肺复苏，包括持续胸外按压、气管插管及反复非同步电除颤，总共除颤 11 次，每次 200J；尽早建立静脉通道给予药物复苏，包括肾上腺素、胺碘酮及艾司洛尔的使用；早期进行血管再通治疗，给予阿替普酶、肝素、一包药（阿司匹林、替格瑞洛、他汀类药物）溶栓、抗凝、抗血小板聚集治疗，并给予碳酸氢钠、多巴胺、极化液支持治疗。

复苏成功后行血化验。血气分析：pH 7.008，PO_2 89.8mmHg，PCO_2 24.5mmHg，Lac 20mmol/L；血常规：WBC 26.25×10^9/L，Hb 149g/L，PLT 299×10^9/L；生化：K^+ 3.34mmol/，Na^+ 139mmol/L，Cl^- 100mmol/L，Glu 8.36mmol/L，AST 149.6U/L，BUN 6.7mmol/l，Cr 100.3μmol/L；凝血系列：APTT 129s；心梗标志物：CK-MB 15.78ng/ml，MYO 478ng/ml，cTnI 1.08ng/ml，BNP < 100pg/ml。诊断：冠心病，病变累及前降支、回旋支及右冠脉。治疗：右冠脉中段置入 3.5mm × 24mm 支架一枚。

病例分析

急性心肌梗死起病急，病程快，随时可能因发生心功能不全及各种恶性心律失常而导致心脏骤停死亡。交感电风暴是指 24 小时内发生3次或3次以上室速、室颤，可引起血流动力学障碍，需要立即电复律治疗，如不及时除颤很快会导致心脏骤停，此为急性心梗患者猝死常见原因；AMI合并反复心室电风暴发作死亡率极高，但其机制仍未完全明确，可能涉及多方面因素；急性心梗所致的心室电风暴，心肌损伤是病理基础，因为心肌细胞功能、形态和结构发生变化时会导致心肌细胞膜离子通道功能和离子流异常，心室颤动阈值下降。可能与交感神经过度兴奋引起体内儿茶酚胺水平增高，希浦系统传导异常引起室性心动过速和心室颤动，β受体反应性增高使得心肌复极离散度增加引起恶性心律失常有关。基于以上相关因素，心室电风暴的主要治疗原理和目的是扭转心肌的损伤，解除心肌缺氧的生理状态，同时一定要注意调节水电解质平衡，减少心律失常的发生。2009年《室性心律失常治疗与心脏性猝死预防指南》指出，β受体阻滞剂是治疗心室电风暴的首选，其作用机制是：①抑制Na^+、Ca^{2+}内流和K^+外流，从而逆转离子通道异常改变；②抑制交感神经过度兴奋，减慢心率，使得室颤阈值升高；③降低心肌耗氧；④对抗肾素－血管紧张素－醛固酮系统的不利。β受体阻滞剂首选艾司洛尔，其可以有效预防AMI后冠状动脉血流再灌注时恶性心律失常的发生。该病例诊断明确，但因心肌缺血坏死反复发生室颤，入院后给予高质量心肺复苏后室颤频发，复苏成功后血钾低，考虑交感电风暴发生，给予艾司洛尔对抗后效果良好，复苏成功，及时血管再通后远期预后较好。艾司洛尔剂型100mg/10ml每支。用法：先静脉注射负荷量，0.5mg/（kg·min），约1分钟；随后静脉点滴维持量，自0.05mg/（kg·min）开始，4分钟后若疗效理想则继续维持，若疗效不佳可重复给予负荷量并将维持量以0.05mg/（kg·min）的幅度递增。维持量最大可加至0.3mg/（kg·min）。

病例点评

急性心梗合并电风暴临床多见，如何有效快速地做出反应直接关系着患者的预后。该病例诊断明确，抢救及时得当，在高质量心肺复苏、电除颤的保驾下，患者仍反复发生恶性心律失常，因此把握时机正确选用抗心律失常药物对预后显得尤为重要，并早期行PCI开放闭塞的罪犯血管，最终治疗效果较满意。临床工作中应熟悉掌握引发心律失常的一些高危因素并及时去除诱因，注意纠正电解质紊乱，稳定患者情绪，改善患者心脏不适症状等以避免诱发高交感张力，进一步诱发恶性心律失常。

参考文献

1. 陈建萍，郑宁宇，王洁等. 急性心肌梗死致心室电风暴一例患者109次电除颤抢救成功的报道. 现代实用医学，2018，（11）：1449 – 1550.

2. 严辉. 电风暴的临床进展. 心血管病学进展，2018，39（4）：539 – 542.

（董莎）

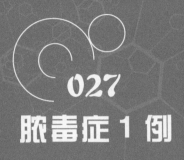

027
脓毒症 1 例

病历摘要

患者，男，49岁。主因"胸闷、喘憋2天，加重伴少尿1天。"入我院就诊。患者于2017年9月5日出现胸闷、喘憋，坐位时以上症状缓解，无咳嗽、咳痰、咳血，无心前区疼痛、放射痛，无头晕、头痛，上述症状持续存在，9月6日出现少尿，12小时尿量约为100ml，就诊于当地医院。化验：WBC 63×10^9/L，Cr 1281μmol/L，为进一步诊治转入我科。患者2017年8月底出现左侧肩背部软组织感染，伴发热，体温最高达39℃，伴乏力、纳差，未治疗。既往病史：2009年、2011年行左肾结石碎石治疗。高血压5年，血压控制较差（180/120mmHg），目前口服卡托普利控制血压。2014年发现肌酐增高，诊断为慢性肾功能不全。急诊体格检查：体温

36℃，脉搏 115 次/分，呼吸 23 次/分，血压 138/89mmHg。发育正常，营养正常，慢性病容，左侧肩背部大片红斑，局部可见脓性分泌物，神志模糊，被动体位，双侧瞳孔对光发射存在。心率 115 次/分，律齐。双肺呼吸音粗，可闻及湿性啰音。腹软，全腹无压痛、反跳痛，双下肢无明显水肿。血常规：WBC 64×10^9/L，NE% 96.97%，Hb 99g/L，PLT 366×10^9/L；生化：BUN 61.34mmol/L，Na^+ 131mmol/L，K^+ 8.46mmol/L，Cr 1294.38μmol/L，二氧化碳结合力 4.81mmol/L，Ca^{2+} 1.48mmol/L；PCT 12.69ng/ml；凝血功能：APTT 延长 5 秒，PT 延长 2 秒；血气分析：pH 6.98，$PaCO_2$ 15.2mmHg，PaO_2 93.8mmHg，HCO_3^- 3.6mmHg，AB −25.7mmol/L，D-二聚体2.16mg/L；NT-proBNP 1589pg/ml。心电图、腹部超声、胸部 CT 正常。

【诊疗计划】根据化验考虑为脓毒症，肺部感染，左肩背部痈，代谢性酸中毒，高钾血症，慢性肾功能不全急性加重，低钠血症，高血压 3 级（很高危），心功能不全（Ⅳ期）。治疗：①降钾给予利尿、口服降钾树脂、葡萄糖酸钙等。②输注碳酸氢钠，纠正酸中毒。③根据药动/药效（PK/PD）原理，首次抗炎美罗培南 1.0g + 0.9% NS，50ml（10 分钟内给予 250mg 负荷剂量，余 750mg 匀速 3 小时静脉泵入），第 2 次改为美罗培南 0.5g + 0.9% NS，50ml（10 分钟内给予 250mg 负荷剂量，余 750mg 匀速 3 小时静脉泵入），q8h 维持。④左肩背部痈手术切口，消毒换药处理。⑤患者既往肾功能不全，加用血滤治疗。患者于 9 月 9 日复查血常规：WBC 24×10^9/L，NE% 90%，Hb 76g/L，PLT 19×10^9/L，CRP 127mg/L；生化：BUN 45.68mmol/L，Na^+ 133mmol/L，K^+ 4.45mmol/L，Cr 885.79μmol/L，二氧化碳结合力 16mmol/L，Ca^{2+} 1.51mmol/L；PCT 4.3ng/ml。继续抗感染治疗，未输注血小板，16 日背部痈愈合，体温正常 4 天，血常规恢复正常，予出院。

病例分析

　　脓毒症是指因感染而引起的宿主反应失调导致的危及生命的器官功能障碍。起初使用序贯器官衰竭评分（SOFA 评分）标准，因为 SOFA 评分标准操作起来比较烦琐和耗时，所以引入快速序贯器官功能评分（qSOFA 评分），对于临床快速诊断有很大帮助，qSOFA 标准中，（呼吸频率 ≥ 22 次/分，意识改变，收缩压 ≤ 100mmHg）三项中有两项符合，即考虑脓毒症。但是如果 qSOFA 评分判断为脓毒症转入监护病房后仍需使用 SOFA 评分标准（表 27 - 1）。

表 27 - 1　SOFA 评分标准

系统	变量	单位	0 分	1 分	2 分	3 分	4 分
呼吸	PaO_2/FiO_2	（mmHg）	>400	≤400	≤300	≤200	≤100
	呼吸机支持					是	是
血液	血小板	（10^9/L）	>150	≤150	≤100	≤50	≤20
肝脏	胆红素	（μmol/L）	<20.5	≤34.1	≤102.5	≤205.1	>205.2
循环	平均动脉压	（mmHg）	≥70	<70			
	多巴胺	μg/(kg·min)			≤5	>5	>15
	多巴酚丁胺	μg/(kg·min)			任何剂量		
	肾上腺素	μg/(kg·min)				≤0.1	>0.1
	去甲肾上腺素	μg/(kg·min)				≤0.1	>0.1
神经	GCS 评分		15	13～14	10～12	6～9	<6
肾脏	肌酐	μmol/L	<106	≤176	≤308	≤442	>442
	尿量	ml/d				≤500	≤200

注：1. 每日评估应采取每日最差值；2. 评分越高，预后越差。

　　患者起初为左侧肩背部软组织感染，伴发热，未予处理，后感染逐步加重导致慢性肾功能不全急性加重，出现无尿、酸中毒、高钾血症、心功能不全，就诊于我院时查血常规提示出现类白血病反应。因背部痈未处理，又出现血型播散肺部感染，给予美罗培南抗炎处理首剂量不能减少，维持1.0g，保证峰浓度即有效的MIC值，因肾功能不全，第2次美罗培南减半到0.5g，以q8h维持治疗同时切开皮肤感染部位排脓去除原发感染病灶。如果患者治疗后血常规WBC仍未下降，则需要行骨髓穿刺以明确原因。来就诊时Cr增高、血钾增高，无尿，给予多种方式降钾无效，后给予血液滤过治疗，因肾功能不全、无尿，心功能不全，要严格控制患者入量。9月9日复查血常规出现血小板下降，除外DIC导致，考虑为感染导致的血小板下降，全身无出血情况，不需要输注血小板治疗，继续给与抗炎处理病情恢复。

此外，在诊疗过程中快速处理高钾血症尤为关键，钾离子是细胞内液中含量最高的阳离子，对维持细胞内液的容量及渗透压具有重要作用。成人血钾浓度>5.5mmol/L被定义为高钾血症，>7.0mmol/L则为严重高钾血症。高血钾症对机体的主要威胁是心脏抑制，治疗原则是保护心脏，迅速降低血钾，但应注意：

（1）碳酸氢钠。之前认为血钾高，多半合并存在酸中毒，酸中毒纠正后可以纠正高钾血症，但是最近发现对于高钾血症使用碳酸氢钠无效，并不能降低血钾，仅仅是纠正酸中毒，此患者存在酸中毒，使用碳酸氢钠符合标准，但是对于血钾的影响不大。

（2）静脉钙剂。钙离子从细胞内转移至细胞外，可能使心肌细胞膜静息电位与阈电位差距拉大，减少钾离子流出。无论是否出现心电图变化，只要血钾>6.5mmol/L，推荐使用10%葡萄糖酸钙10~20ml加葡萄糖溶液，缓慢静脉注射。应特别注意的是，静脉补钙虽可维持心肌膜电位稳定，但不能促进细胞外钾向细胞内转移或

笔记

排出。

（3）胰岛素。通过促进葡萄糖转化成糖原的过程，把钾离子带入细胞内，可以暂时降低血液中的钾离子的浓度。推荐方案是快速注射短效胰岛素。例如，50% 葡萄糖 50ml ＋（5～10U）胰岛素 50ml/h，可以在 15 分钟内降低血钾，注意期间检测血糖，防止出现低血糖。

（4）$β_2$ 受体激动剂（最有效）。沙丁胺醇激活 $Na^+ - K^+ - ATP$ 酶系统，从而促进钾离子转运进细胞内。推荐使用方案：沙丁胺醇 10～20mg 雾化吸入，20 分钟起效，持续 90～120 分钟。

（5）利尿剂。呋塞米加速钾的排泄。

（6）聚磺苯乙烯（SPS）降钾树脂。其是一种阳离子交换聚合物，除了钙、铵和镁等其他阳离子之外，还可以交换钠钾。通过口腔或作为灌肠剂使用 15～30g。30g 大约可以降 1mmol/L。

（7）血液透析治疗。

📋 病例点评

该患者存在慢性肾功能不全，此次合并皮肤感染并发脓毒症，引起慢性肾功能不全急性加重，导致代谢性酸中毒合并高钾血症。高钾血症的处理同脓毒症处理同样重要，否则可能会引发呼吸心跳骤停。

参考文献

1. 曹钰，柴艳芬，邓颖. 中国脓毒症/脓毒性休克急诊治疗指南（2018）. 临床急诊杂志，2018，19（9）：567－588.

2. 葛均波、徐永健、王辰. 内科学. 9 版. 北京：人民卫生出版社，2018.

3. 陈灏珠，林果为，王吉耀. 实用内科学. 15 版. 北京：人民卫生出版社，2017.

4. 李兴，刘晶. 内分泌疾病与钾代谢异常. 临床内科杂志，2013，30（3）：149－151.

（刘铮）

028
胸闷伴憋气1小时——
心肌梗死1例

🔖 病历摘要

患者，男，58 岁。于 2018 年 10 月 28 日上午 10 点活动后出现左上臂疼痛，未予重视，回家在沙发上出现胸闷伴憋气，无心慌、恶心、呕吐，自行口服速效丹参滴丸 5 粒，症状略好转，为明确治疗入我院急诊。既往高血压病史 12 年，长期口服苯磺酸氯地平治疗，血压控制可（120 ~ 130/60 ~ 70mmHg）。体格检查：体温36.5℃，脉搏 87 次/分，呼吸 20 次/分，血压 96/67mmHg。发育正常，营养正常，神志清楚，言语流利，对答切题，查体合作，双侧瞳孔对光反射存在，心率 87 次/分，律齐。双肺呼吸音粗，未闻及明显干湿性啰音。腹软，全腹无压痛，双下肢无水肿。血常规：WBC 13.86×10^9/L，NE% 76.71%，Hb 124g/L，PLT 234×10^9/L，心梗三项（－），NT-proBNP（－），心电图提示 V1～V3 T 波高尖，Ⅱ、Ⅲ、AVF 导联 ST 段改变，考虑为急性前壁心肌梗死。

根据心电图及患者症状考虑为急性前壁心肌梗死。给予阿司匹林 300mg＋替格瑞洛 180mg，嚼服，静脉泵入单硝酸异山梨酯扩冠脉，并嘱患者口服倍他乐克 25mg，阿托伐他汀 20mg，卡托普利 25mg。向家属交代病情后，联系心内科行 PCI，示前降支闭塞，开通植入 2 条支架。

病例分析

胸痛是一种急诊最常见而又能危及生命的病症，造成胸痛的原因复杂多样，包括急性冠脉综合征、肺栓塞、主动脉夹层、张力性气胸、心包炎、心包填塞和食管破裂等。其中 ACS 在这些严重危及生命的疾病中所占比例最高。如何快速、准确诊断和鉴别与其他致死性胸痛，成为急诊处理的难点和重点。通过问诊（表 28－1）、心电图、心脏超声、双测血压、D-二聚体、心梗三项、血气分析等检查鉴别诊断。

表 28－1　不同临床特点所提示的疾病

重要的症状和体征	提示疾病
胸部压榨感伴呼吸困难	ACS、肺栓塞
胸痛向单/双肩放射、低血压、舒张期奔马律或大汗	急性心肌梗死
突发撕裂样、刀割样疼痛，一开始就达到高峰，脉搏或血压差异，纵隔增宽	急性主动脉夹层
胸痛、乏力、呼吸困难（呼吸频率突然增加）、晕厥、咯血和（或）心脏骤停	肺栓塞
突发、尖锐、胸膜样痛伴呼吸困难	气胸

笔记

（续）

重要的症状和体征	提示疾病
呼吸困难、发热	肺炎、胸膜炎、支气管炎
上腹部不适、胸骨后烧灼感	胃溃疡或胃食管反流性疾病

注：女性、糖尿病患者及老年患者有时胸痛症状不典型，需格外重视。

如果胸痛考虑为急性冠脉综合征，则需要做急性胸痛风险评分（Heart Score）判断发生急性心肌梗死的危险性，评分表如下（表28-2）。

表28-2 急性胸痛风险评分（Heart Score）

患者姓名		性别	年龄	科室	
入院时间			病历号（门诊/住院）		
主要诊断					

胸痛患者的 HEART 评分		得分	
病史	高度可疑	☐	2
	中度可疑	☐	1
	轻度可疑	☐	0
心电图	典型 ST 段上抬	☐	2
	非特异性复极异常	☐	1
	束支传导阻滞	☐	1
	左室肥厚	☐	1
	正常	☐	0
年龄	>65 岁	☐	2
	45~65 岁	☐	1
	≤45 岁	☐	0
危险因素	≥3 个或有冠状动脉重建史、心肌梗死、中风或外周动脉疾病	☐	2
	1~2 个	☐	1
	无	☐	0

笔记

（续）

胸痛患者的 HEART 评分		得分	
肌钙蛋白	>2 倍标准值	☐	2
	标准值 1~2 倍	☐	1
	≤标准值	☐	0
合计			
判断结果	高度风险（50%）——早期侵入性治疗	☐	≥7
	中度风险（16.6%）——临床密切监护	☐	4~6
	低度风险（1.7%）——直接出院	☐	0~3

附：

指标	入院时	入院后第一次复查	入院后第二次复查
cTnI			
CK-MB			
D-dimmer			
NT-proBNP			

注：危险因素：糖尿病、吸烟、高血压、高血脂症、肥胖、冠心病家族史。终点事件（MACE）：急性心肌梗死、经皮冠状动脉介入治疗（PCI）、冠状动脉旁路移植术（CABG）及与上述相关的死亡。

急性冠脉综合征包括为 ST 段抬高型心肌梗死（ST-segment elevation myocardial infarction，STEMI）、非 ST 段抬高型心肌梗死（non-ST-elevation myocardial infarction，NSTEMI）和不稳定性心绞痛（unstable angina，UA）。急性冠脉综合征的确诊主要是以上 3 项中的 1 项：①症状：胸痛、胸闷。②心电图（18 导联）改变。③心肌标志物的变化。

患者活动后出现胸闷伴胸痛，行心电图为 V1-V3，T 波高尖，Ⅱ、Ⅲ、AVF，ST 段改变，考虑为急性前壁心肌梗死。此患者心梗三项检查(-)，考虑高峰时间未到。心梗标志物时间如表 28-3 所示。

表 28-3　各心肌标志物及其特点

血清心肌酶学	代号	开始升高	达高峰时间	恢复正常时间
肌红蛋白	SMb	2 小时	12 小时	24～48 小时
肌钙蛋白 I	cTnI	3～4 小时	11～24 小时	7～10 天
肌钙蛋白 T	cTnT	3～4 小时	24～28 小时	10～14 天
肌酸激酶同工酶	CK-MB	4 小时	16～24 小时	3～4 天
肌酸激酶	CK	6～10 小时	12 小时	3～4 天
乳酸脱氢酶	LDH	6～10 小时	2～3 天	1～2 周

急性心肌梗死确诊后应早期减少心肌耗氧量（减慢心率、降低血压或减少左心室的收缩力），主要通过使用硝酸酯类药物（降低前负荷）、β 受体阻滞剂（减慢心率、降低心肌耗氧量），加用 ACEI 或者 ARB（降低心血管事件发生率），并口服降脂药物稳定斑块。早期行急诊 PCI 治疗，如果医院不具备条件可以先行溶栓稳定病情后转具备条件的医院行 PCI 治疗。

患者在行 PCI 治疗前，嚼服双抗药物（阿司匹林、氯吡格雷），担心患者可能出现消化道溃疡情况而使用 PPI（奥美拉唑），氯吡格雷与奥美拉唑联用时，奥美拉唑可抑制药物代谢酶 CYP2C19，该酶能将氯吡格雷转换成活性代谢产物。从而降低了氯吡格雷的抗血小板活性，增加血栓形成的风险，所以使用氯吡格雷时需要注意不要使用奥美拉唑。

病例点评

患者活动后出现胸闷伴胸痛，就诊后行心电图显示 V1-V3 T 波高尖，Ⅱ、Ⅲ、AVF，ST 段改变，考虑为急性前壁心肌梗死，应在 30 分钟内尽早尽快行冠状动脉血管造影并支架植入术治疗，防止耽

笔记

误病情导致心功能不全或者危及生命。在手术前口服双重抗血小板药物治疗。

参考文献

1. 中华医学会心血管病分会，中华医学会检验医学分会．急性冠状动脉综合征患者检测心肌肌钙蛋白的专家共识．中华医学杂志，2017，97（16）：1212 - 1213.

2. 葛均波，徐永健，王辰．内科学．9 版．北京：人民卫生出版社，2018.

3. 林果为，王吉耀，葛均波．实用内科学．15 版．北京：人民卫生出版社，2017.

4. 中国医师协会急诊医师分会，中华医学会心血管病学分会，中华医学会检验医学分会．急性冠脉综合征急诊快速诊疗指南．中华急诊医学杂志，2016，25（4）：397 - 404.

（刘铮）

笔记

029

血友病引发自发性腹腔出血1例

病历摘要

患者，男，30岁。主因"腹痛伴全身乏力2天"入院。患者于2018年3月11日12时出现腹部胀痛，伴全身乏力，就诊于山西省××医院，治疗（具体不详）后无明显缓解。3月12日0时出现烦躁、坐立不能，伴恶心、呕吐，呕吐物为胃内容物，伴头晕、全身湿冷，无呕血、黑便，无心悸、黑蒙，无胸痛、反酸等不适。下午19时朋友发现患者倒地，出现短暂意识障碍，伴黑蒙，不伴视物旋转、抽搐等，约3分钟后自行缓解，急呼"120"急救。当时测血压80/60mmHg，给予多巴胺升压后转入住我院急诊。

入院查体：体温36.2℃，脉搏90次/分，呼吸20次/分，血压102/59mmHg。贫血貌，双肺呼吸音清，未闻及干湿性啰音。心率

90次/分，律齐，各瓣膜听诊区未闻及病理性杂音。腹部肌肉略紧张，压痛及反跳痛弱阳性，肝脾肋下未及，未触及肿块。双下肢无水肿。血常规：WBC $7.98 \times 10^9/L$，PLT $177 \times 10^9/L$，中性粒细胞 $6.22 \times 10^9/L$，Hb 55g/L；急查凝血功能：APTT 43.50s；凝血因子测定：凝血因子Ⅷ：8.10%（正常参考范围50%~150%），凝血因子Ⅸ：113.40%（正常参考范围50%~150%）。影像学结果：腹部超声（2018年3月12日）示盆腔内不均质回声肿块，（血肿？），腹腔积液，膀胱内沉积物（积血可能），双肾实质回声稍高。并行诊断性穿刺，腹部立位X线片（图29-1）。

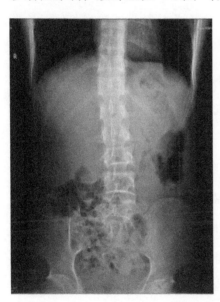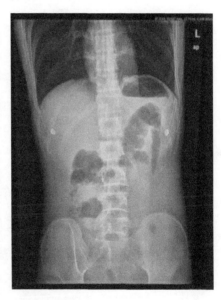

图29-1　腹部立位X线片

最后诊断：血友病，自发性腹腔出血，失血性贫血。

【诊疗特点】该病例中患者初步接诊需要考虑以下几点：①患者急性起病；②主要表现为满腹疼痛；③伴随血压下降，血红蛋白下降；④腹部超声：盆腔内不均质回声包块，腹腔积液，双肾实质回声稍高。

病例分析

急性腹痛是常见的临床症状之一，病因复杂多样，但其共同特点是发病急、变化快和病情重，需迅速准确地作出诊断和鉴别诊断。需要除外如下疾病：

1. 腹腔脏器破裂、穿孔。

（1）胃十二指肠溃疡急性穿孔。常有胃十二指肠溃疡病史或反复发作多年的胃痛史。疼痛绝大多数为突然发生，疼痛性质不一致，通常表现为突发剧烈上腹痛，继而为持续性或阵发加剧的全腹痛，伴有恶心、呕吐、面色苍白、四肢发冷、心慌、脉弱、血压下降或休克等。体检全腹压痛、反跳痛及板状腹，以中上腹或右上腹为重腹部可有移动性浊音。血白细胞总数和中性粒细胞升高，腹部X线摄片及透视见膈下游离气体。对疑有本病且诊断不清者可行腹腔穿刺检查。

（2）急性肠穿孔。急性肠穿孔可发生于肠溃疡、肠坏死、外伤、肠伤寒、炎症性肠病、急性出血性坏死性肠炎及阿米巴肠病等。急性肠穿孔常突然发生，腹痛为持续性刀割样剧痛，多位于中下腹或波及全腹，其疼痛常常不能忍受，并在深呼吸及咳嗽时加剧，常伴有发热、腹胀及中毒性休克；体检腹部呼吸运动减弱或消失，全腹压痛及反跳痛，腹肌紧张，可有移动性浊音，肠鸣音减弱或消失；血白细胞总数和中性粒细胞升高，腹部X线摄片或透视可见膈下游离气体。

2. 血友病。

是一组因遗传性凝血活酶生成障碍而引起的出血性疾病，包括血友病A和血友病B，其中以血友病A较为常见。血友病以阳性家族史、幼年发病、自发或轻度外伤后出血不止、血肿形成及关节出血为特征。血友病的年发病率为（5～10）/10万，国内血友病A患者约占85%，血友病B约占12%。

腹痛分为外科性腹痛和内科性腹痛。

（1）外科性腹痛：全身情况较严重，呈重症病容；先腹痛后发热。腹部外伤后发生腹痛；已婚生育期妇女，有停经史，突发下腹部剧痛和休克；有消化性溃疡病史，饱餐后突然剧烈上腹痛，伴有休克或消化道出血；阵发性持续性腹绞痛，伴频发呕吐或呕吐含粪便；剧烈腹痛伴血便；疼痛开始在上腹部，之后蔓延至全腹或疼痛开始在脐周，以后转移至右下腹；阵发性腹痛，不能排便排气；腹痛时上腹部膨隆或见有胃型及逆蠕动波；有明显的腹肌紧张、压痛及反跳痛；可触到腹部包块及囊状物；叩诊肝浊音界缩小或消失，腹部有移动性浊音，听诊有肠鸣音亢进、气过水声或金属音，肠鸣音减弱或消失；腹部透视膈下有游离气体或肠腔有多个液平面；既往有手术史而突发腹痛；腹腔穿刺有血性或脓性液体等。

（2）内科性腹痛：有引起急性腹痛的内科疾病本身固有的症状和特征存在。先发热后腹痛；腹痛程度一般较轻，部位多不固定；腹部较柔软；特殊检查（包括实验室和各种仪器检查）有内科疾病的阳性发现。对持续性急腹痛超过6小时的任何患者应考虑外科疾病。

血友病出血的轻重与血友病类型及相关因子缺乏程度有关，出血多为自发性或轻度外伤、小手术后（如拔牙、扁桃体摘除）出血不止，且具有下列特征：①与生俱来，伴随终身；②常表现为软组织或深部肌肉内血肿；③负重关节反复出血甚为突出，最终导致关节肿胀、僵硬、畸形等。

请普外科会诊，给予床旁腹腔穿刺检查，穿出不凝血。追问病

史，患者诉自幼有皮肤出血后凝血时间延长现象。曾 2007 年因
"大便出血"，2011 年因"腹部血肿"就诊于某市医院，给予输血
等治疗（具体不详）。后立即进行影像学及凝血系列检查。急查凝
血功能：APTT 43.50 秒（正常对照 30 秒）。凝血因子测定：凝血因
子Ⅷ 8.10%（正常参考范围 50% ~ 150%），凝血因子Ⅸ 113.40%（正
常参考范围 50% ~ 150%）。患者无外伤史，无中毒可能，年轻男
性，要考虑是否有血友病的可能。

病例点评

该患者急性起病，以腹痛伴休克为表现，详细询问病史，在患
者无法提供明确病史的情况下，纠正休克，积极补充凝血因子，完
善检查。在超声提示腹腔积液的情况下，为明确积液性质，请普外
科会诊，给予了诊穿，在怀疑腹腔出血的情况下，诊断性穿刺也是
简便及必要的。

参考文献

1. 201 UKHCDO 临时指南：接受 Emicizumab 治疗的血友病 A 患者并发于凝血因
   子Ⅷ抑制剂出血的治疗．Haemophilia，2018，24：344 – 347.

2. 杨仁池．凝血因子Ⅷ/Ⅸ抑制物诊断与治疗中国指南（2018 年版）解读．临床
   血液学杂志，2019，32（1）：6 – 8.

3. 陈昆，张建华，王刚，等．血友病 A 抑制物产生的危险因素及相关治疗进展．
   临床血液学杂志（输血与检验），2018，31（6）：967 – 970.

（庄黎黎）

笔记

030
亚急性甲状腺炎引起的发热 1 例

病历摘要

患者，男，40岁。间断发热伴乏力1月余，来院急诊。2017年6月10日受凉后出现发热，体温最高38.9℃，伴咽痛、乏力，不伴寒战，无咳嗽、咳痰，无尿频、尿急、尿痛，无腹泻、腹痛，自行口服阿莫西林及中药治疗，效果差。2017年6月16日就诊于当地医院，行相关化验检查，考虑"风湿热"，予青霉素抗感染治疗，体温波动于36.5～39.6℃。之后转诊于多家医院，给予中药、抗菌药物等治疗，效欠佳。2017年7月14日就诊于我院发热门诊，行血常规：WBC 12.4×10^9/L，中性粒细胞百分比75%；胸片示"肺纹理增粗"，为求进一步诊治转来我科。

病程中，无畏寒及寒战等不适，无心悸、手抖、烦躁，无皮疹、光过敏、牙齿块状脱落等。自发病以来，精神、食欲欠佳，大小便未见明显异常。既往体健，在本地从事厨师工作，未到过疫区。急诊查体：体温37.2℃，双侧颈部浅表淋巴结肿大，咽红，甲状腺触痛阳性，双肺呼吸音粗，右下肺可闻及少量湿性啰音；其余未见明显异常。胸部CT及院外化验提示支气管肺炎，风湿热，胆囊炎。给予多种抗菌药物治疗后，无明显好转。发热1月后行发热筛查，显示抗溶血性链球菌"O"（ASO）稍高，较院外指标下降。心脏彩超大致正常；甲状腺超声示甲状腺双叶实质回声不均匀（考虑亚甲炎可能），双侧颈部淋巴结肿大（右侧为著），其余检查结果见表30-1。

表30-1 化验检查结果

指标	WBC	NE	ESR	CRP	FT3	FT4	TSH
单位	($\times 10^9$/L)	(%)	(mm/h)	(mg/L)	(pmol/L)	(pmol/L)	(mIU/L)
数值	11.2	72	80	89.2	6.23	22.27	0.04

【诊疗特点】①中年男性，发病前有受凉病史，发热病史1月余，抗感染治疗效果欠佳。②查体咽红，甲状腺触痛阳性。双肺呼吸音粗，右下肺可闻及少量湿性啰音。③甲状腺超声：亚甲炎，双侧颈部淋巴结肿大（右侧为著）。明确诊断：亚急性甲状腺炎。急性期给予小剂量激素治疗，未再出现发热。出院后规律复查，3个月后甲状腺功能恢复正常。

病例分析

发热引起多种不同原因使机体的体温调节中枢出现功能障碍，致人体发热大于散热，使体温超出正常范围，是内科急诊最常见的症状。有些发热原因易查，有些发热原因一时难以查明。发热待查的概念，指发热持续 2～3 周以上，体温超过 38.5℃，经完整的病史询问、体格检查以及常规的实验室检查暂时不能明确诊断者。

亚急性甲状腺炎又称病毒性甲状腺炎，De Quervain 甲状腺炎，肉芽肿性甲状腺炎或巨细胞性甲状腺炎等，1904 年由 De Quervain 首先报告。本病为非化脓性甲状腺炎，是疼痛性甲状腺炎中发病率最高的一种类型。近年来发病率逐渐增多，临床变化复杂，可有误诊及漏诊，且易复发，但多数患者可痊愈。本病可因季节或病毒流行而有人群发病的特点。多见于女性，起病可急、可缓，病程长短不一，可持续数周至数月，也可至 1～2 年，常有复发。因为多数患者病程一般为 2～5 个月，故称为亚急性甲状腺炎。本病发作前常有上呼吸道感染病史或腮腺炎病史，病情开始时多有咽喉痛、头痛、发热（38℃～39℃），畏寒、战栗、周身乏力、多汗、可伴有甲状腺功能亢进症状，如心悸、气短、易激动、食欲亢进、颤抖及排便次增多等症状。甲状腺可为单侧或双侧肿大，可呈弥漫性或结节性肿大，多无红肿，而有压痛，疼痛性质为钝痛，也可较重，并可放射至下颌、耳后、颈后或双臂等部位，触痛较明显，因而患者拒按。少数患者也可发生食欲减退，声音嘶哑及颈部压迫感等症状。早期心率多增快，后期心率正常。复发型患者可在停药后 1～2 个月，症状与体征重现，但较以前减轻。本病发病症状是暂时的，仅有极少数患者最终发展为甲状腺功能减低。本病的预后良好，可以自然缓解。一些患者在病情缓解后，数月内还可能再次或多次复发，反复发作虽不常见，但在临床上可能遇到，且最终甲状腺功能回至正常。然而，甲状腺局部不适可持续存在几个月。通常，在病后数周或数月以后，大多数患者甲状腺功能指标均可恢复正常，而滤泡贮碘功能的恢复却很慢，可以长至临床完全缓解以后的 1 年以上。永久性甲状腺功能低减的发生率不到 10%。

该患者发病前有受凉后上呼吸道感染病史，之后出现反复发热，更换多种抗菌药物治疗效果欠佳。不断完善检查时，发现有支气管肺炎、胆囊炎、抗链"O"阳性，疑诊风湿热，上述检查对最后明确诊断，有一定的迷惑性。除外支气管肺炎引起的发热，因为抗菌药物治疗时间已近1个月，复查胸片只有肺纹理增粗的影像，但临床症状仍持续。除外胆囊炎引起的发热，腹部无对应体征，当地第一次彩超检查提示胆囊壁增厚，考虑慢性胆囊炎，无急性加重的证据。在当地医院曾疑诊风湿热，并给予青霉素规律治疗，来院后，复查ASO较前无明显变化，为除外风湿性心脏病的情况行心脏超声未见明显异常。联系查体甲状腺触痛，遂行甲状腺超声检查以明确诊断，小剂量激素控制急性期症状，药物控制有效，未再行摄碘率检查，规律复查，自愈。

ASO是A组溶血性链球菌的重要代谢产物之一，是一种具有溶血活性的蛋白质，能溶解人及一些动物的红细胞。同时溶血性链球菌"O"具有抗原性，能刺激机体产生相应的抗体，称为ASO。不能认为ASO升高就是风湿病，须结合临床症状考虑。ASO升高的各种致病因素中与A组溶血性链球菌的关系最为密切。人体感染A组溶血性链球菌后ASO上升，并在4~6周内达到高峰，然后在血清中ASO升高可达数月至数年。故一次检查尚难确定是否为最近感染所致，须多次检查，观察变化动态。在风湿热患者感染后4~6周，80%的患者可见ASO升高，常伴有血沉增快及白细胞增多，有助于鉴别诊断。

ASO也可用于提示或参与诊断溶血性链球菌感染症，活动性风湿热、猩红热、丹毒等。测定ASO效价可知患者最近或以前有无溶血性链球菌感染。鉴于A组溶血性链球菌感染相当常见，故正常人能测到ASO的低滴度，但一般在500U以下。ASO增高，常见于急性咽炎等上呼吸道感染，儿童多见。还可见于皮肤及软组织感染。风湿性心肌炎、心包炎、风湿性关节炎、急性肾小球肾炎，ASO 滴度升高。多次检验所呈现的趋势与病情平行，如逐渐下降则提示病情好转。A 组溶血性链球菌所致败血症、菌血症、心内膜炎等 ASO 均可升高。

病例点评

在不明原因的发热中，感染性疾病是其最常见的原因，约占 38.0%；其次是结缔组织和炎性血管性疾病，约占 1/3；肿瘤性疾病为 11.7%，其他疾病为 9.3%；另有未确诊疾病，约为 7.8%。应重视查体的重要性，本病就是详细查体时发现甲状腺触痛，继而进行辅助检查最终明确诊断。虽然目前的手段多样化，但体格检查仍是很重要的基本功，可以提供诊断线索，继而让临床医师"山穷水尽疑无路，柳暗花明又一村"。

参考文献

1. Salih AM，Kakamad FH，Rawezh QS，et al. Subacute thyroiditis causing thyrotoxic crisis：a case report with literature review. Int J Case Rep，2017，33：112 – 114.

2. 郭洪彦. 地塞米松注射治疗亚急性甲状腺炎的临床研究. 中国医药指南，2018，16（32）：131 – 132.

3. 张萌娜. 亚急性甲状腺炎诊疗研究进展. 南昌：南昌大学，2017.

4. 邙建波，周冬仙，廖兵飞. 小剂量泼尼松治疗亚急性甲状腺炎的临床观察. 山西医科大学学报，2015，46（5）：472 – 474.

5. 陈灏珠，林果为，王吉耀. 实用内科学. 14 版. 北京：人民卫生出版社，2013.

（尚开健）

031
以恶心、呕吐伴腹痛就诊的肉毒杆菌感染 1 例

病历摘要

患者，女，61 岁。主因"恶心、呕吐 5 日，加重伴腹痛、腹胀 1 日"就诊。患者于 2015 年 9 月 7 日中午进食冰箱冷藏的猪头肉、自制凉粉后，20 点出现腹胀，9 月 8 日上午开始频繁出现恶心、呕吐、腹痛、腹泻，为水样便，呕吐为胃内容物，上述症状进行性加重，后出现口干、全身乏力、头晕。10 日上午出现眼睑下垂、复视、视物模糊，遂就诊于当地医院。查 Hb 96g/L，生化、腹部超声及头颅 CT 未见异常，考虑为"急性胃肠炎"给予补液输液等治疗，症状未见好转。

急诊体格检查：体温 36.8℃，脉搏 107 次/分，血压 118/92mmHg，呼吸 20 次/分，神清，球结膜无充血，双侧眼睑无苍白，双侧瞳孔直径

笔记

3mm，对光反射弱，双肺呼吸音清，未闻及干湿性啰音，心率107次/分，律齐，腹软，略膨隆，脐周压痛（＋），墨菲氏征（－），麦氏点压痛（－），腹部未触及包块，双下肢无水肿，双侧病理征（－）。辅助检查：心电图（－）；WBC 5.3×10⁹/L，NE% 68.3%，Hb 131g/L，PLT 215×10⁹/L；BUN 5.1mmol/L，Na²⁺ 135mmol/L，K⁺ 4.3mmol/L，Cr 63μmol/L，二氧化碳结合力 28mmol/L。10 日夜间出现眼睑下垂、复视、视物模糊加重，双上肢肌力 3 级。行头颅 MRI 未见异常。

患者意识清，睁眼困难，眼睑下垂，双上肢肌力减低，肌张力低，无病理征。双侧感觉正常，头颅 MRI（－），不除外格林—巴利综合征或重症肌无力等。仔细查看患者并详细追问病史，患者与家人共同食用猪头肉、自制凉粉后出现症状，家中还有一男性发病，现为肠梗阻。多人出现症状。建议患者家属送当日食物去 307 医院，检验结果报回：菌型鉴定为 A 型肉毒杆菌。故确诊为肉毒毒素中毒。这期间给予吸氧、补液、维生素 C、营养支持等治疗，患者于 20 小时后出现呼吸困难，立即行气管插管机械通气；并从上海疾控中心调到 A 型肉毒抗毒素 10000U 加入 0.9% 氯化钠 250ml，静点 2 次/天，21 天后脱离呼吸机治疗。

病例分析

肉毒杆菌是一种革兰氏阳性杆菌，可产生一种有剧毒的大分子外毒素，即肉毒毒素。这种毒素可引起人和动物发生以松弛性麻痹为主的症状，肉毒毒素中毒是一种致命的中毒性疾病。

pH＞4.6 的低酸性罐头食品（含铁罐、玻璃罐）或香肠、火腿都可以导致感染，潜伏期一般为 6～36 小时，最短为 1 小时，长者可达 8~10 日。临床表现：以神经系统症状为主，胃肠道症状不明显，意识始终清醒。①神经系统症状：开始时出现头晕（视物转动）、头痛、视物模糊、复视，全身无力，尤以颈部无力显著，继之有四肢麻木、舌硬、吞咽困难、呛咳，进而发生各种肌群麻痹。②消化系统症状：多见便秘及腹胀，少数患者有恶心、呕吐、腹痛及频繁腹泻等。③其他：一般不发热或微热，脉搏先慢后快，重症可发生心力衰竭。唾液腺、汗腺分泌先多后少。④婴儿肉毒毒素中毒：多发生于年龄在 6 个月以内的婴儿。其首发症状为便秘，继之出现神经麻痹，哭声无力，动作困难伴肌张力减退，特别是肢体及颈部，眼肌麻痹，颜面表情呆滞，肛门括约肌张力减弱，可以突然出现呼吸停止。

近几年 A 型肉毒毒素被多国批准作为美容除皱的药物，所以随着其应用范围的不断扩大，出现肉毒毒素中毒的情况也增多。肉毒毒素中毒的诊断主要依靠病史、症状、体征，肉毒杆菌中毒会导致肌肉麻痹，因为支配面部肌肉的运动神经末梢兴奋频率最高，即先出现面部肌肉的受累，继而向双侧肢体扩展。"三联征"与肉毒杆菌中毒联系起来：球麻痹 + 下行性瘫痪，无发热，感觉和神志正常。

肉毒毒素是一种嗜神经毒素，主要由上消化道吸收，毒素进入小肠和结肠后，则吸收缓慢，胃酸及消化酶均不能将其破坏，故多数患者起病缓慢，病程较长。肉毒毒素吸收后主要作用于颅神经核、外周神经、肌肉接头处及植物神经末梢，阻断胆碱能神经纤维的传导，神经冲动在神经末梢突触前被阻断，从而抑制神经传导介质—乙酰胆碱的释放，使肌肉收缩运动障碍，发生软瘫，但肌肉仍能保持对乙酰胆碱的反应，故静脉注射乙酰胆碱能使瘫痪的肌肉恢复功能。肉毒毒素 75℃~85℃加热 30 分钟或者 100℃加热 10 分钟

笔记

即可被破坏，当芽孢进入消化道时，由于成人肠道中存在大量的固有菌群，可以有效抑制肉毒毒素的产生，但婴幼儿消化道菌群稀少，其弱碱性环境还可能促使肉毒杆菌芽孢繁殖、释放毒素，最终造成中毒。

病例点评

患者以腹痛伴随恶心、呕吐就诊，考虑为胃肠炎，治疗效果欠佳，发病以来眼睑下垂，双上肢肌力逐渐出现减低，肌张力低，无病理征，双侧感觉正常，头颅 MRI（－）。家中还有一男性发病。提示可能为肉毒毒素感染。因肉毒毒素中毒有可能会表现为便秘，约 1～2 周后可能会出现头颈部肌肉松弛、眼睑下垂、吞咽困难，严重者出现呼吸机麻痹。

多人同时发病也是判断中毒的一个依据，因此不忽视任何症状、体征，才能明确诊断，正确治疗。中毒的治疗首先是要对症，肉毒毒素中毒的患者常常死于呼吸困难和呼吸衰竭。如果出现呼吸肌麻痹则需要早期使用呼吸机救治。第二是使用拮抗药物治疗，应早期使用肉毒抗毒素。这期间观察患者肺部情况，防止引发医源性肺部感染。

参考文献

1. 朱叶．揭秘肉毒杆菌．中国优生优育，2013，19（5）：后插 7－9.
2. 陈灏珠，林果为，王吉耀．实用内科学．15 版．北京：人民卫生出版社，2017.

（刘铮）

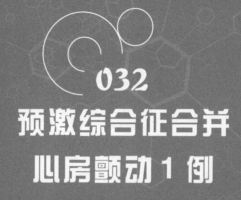

032
预激综合征合并
心房颤动1例

病历摘要

患者，女，17岁。患者于体育活动时突然出现心悸，伴气紧、胸闷、头晕，无胸痛、肩背部放射痛、恶心、呕吐等，急诊入院。急诊查体：血压110/89mmHg，脉搏150次/分，呼吸22次/分，体温35.8℃，神志清楚，查体合作，双肺呼吸音清，未闻及干湿性啰音，心率186次/分，心律绝对不齐，第一心音强弱不等。心电图（图32-1）预激合并房颤。心肌酶：CK-MB 8.08ng/ml、cTnI 10.51ng/ml、MYO<30ng/ml、CK 252U/L、AST 32U/L。给予普罗帕酮，静推45mg后，心电图（图32-2）示窦性心律，PR间期缩短，可见预激波。

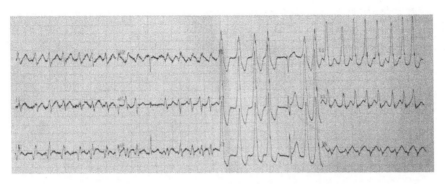

图 32 –1　入院时心电图示预激合并房颤

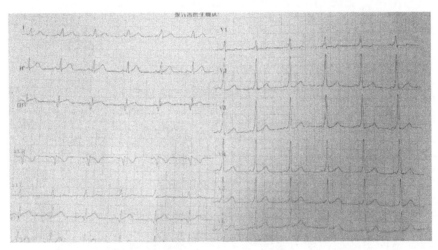

图 32 –2　静推普罗帕酮后心电图示 PR 间期缩短，可见预激波

【诊疗特点】患者年轻女性，突发心悸伴胸闷、气短，心电图示 RR 间期不等，QRS 波宽大畸形，心率波动于 160～200 次/分之间。考虑为预激合并房颤，给予普罗帕酮静推后，心电图转为窦性心律，短 PR 间期，可见 δ 波。

病例分析

预激综合征合并心房颤动的症状可有心悸、胸闷、气短、疲劳等，有些伴持续性房颤的患者可能有严重低血压、晕厥等血流动力

笔记

学紊乱的表现。直流电复律是治疗预激综合征伴任何类型的快速性心律失常最快速、有效的措施，特别是在患者出现严重血流动力学障碍如严重低血压、休克、心力衰竭、剧烈胸痛、短暂性脑缺血发作及对药物的反应不佳时，应首选同步直流电复律，一般用100～150J。对于既往有风湿性心脏病史、房颤时间长、经超声心动图证实左房内有血栓，易形成栓塞者，是否进行电复律需谨慎，以免造成栓子脱落形成栓塞。若血流动力学稳定应首先考虑药物治疗。

该患者表现出心悸、气紧、胸闷等不适，血流动力学基本稳定，未出现低血压、晕厥等。因此，选择了药物治疗。给予普罗帕酮静推后，转为窦性心律。目前普罗帕酮是预激综合征合并房颤的一线用药，为Ⅰc类抗心律失常药物。其能延长房室结、旁路前向不应期，延缓或阻滞旁路传导，抑制异位搏动，因而可终止心动过速或减慢心率。在普罗帕酮与普鲁卡因胺的疗效比较中，普鲁卡因胺能更有效的终止房颤，而普罗帕酮则能更有效地延长R-R间期，降低房室传导比率，预激综合征合并房颤主要危险是心室的快速反应，从而引起血流动力学变化，因此普罗帕酮对预激综合征合并房颤的治疗更有意义。但普罗帕酮有抑制心肌作用，在心功能不全时尤为明显，故对心功能差者，使用此药需谨慎。

电复律是治疗预激综合征合并房颤的重要方法。2014年美国与2016年欧洲房颤患者管理相关指南强调，对于具有严重低血压（血压<90/60mmHg，或较基础血压下降达20～30mmHg以上）、休克等血流动力学不稳定，或快速心室反应的预激综合征合并房颤患者，应首选同步直流电复律。而血流动力学尚稳定时可选择药物治疗。

（1）推荐用药：2014年美国房颤患者管理相关指南指出，静脉普鲁卡因胺与依布利特可延缓旁路传导率，降低心室率，使房颤

笔记

转为窦性心律，可用于转复预激综合征合并房颤患者的心室律。

（2）不推荐用药：2016年欧洲房颤患者管理相关指南明确指出，对预激综合征合并房颤患者应禁用口服或静脉注射地高辛、维拉帕米、地尔硫卓，慎用静脉胺碘酮。

（3）限定选择用药：2014年美国房颤患者管理相关指南指出，在预激综合征合并房颤的长期治疗过程中，口服胺碘酮可延缓或阻止旁路前传，可选择性用于预激综合征合并房颤的维持治疗。2016年欧洲房颤患者管理相关指南推荐静脉注射普鲁卡因胺、普罗帕酮、阿义马林用于紧急治疗，以快速降低预激综合征合并房颤患者的心室率。

病例点评

预激综合征合并心房颤动是潜在的可威胁生命的心律失常，发病率为11.5%~39%。预激合并房颤一般心室率增快，易演变为室颤（高达14%），甚至猝死，应视为致命性心律失常。基层医院误诊率高达77.8%。

因此，作为一名急诊科医师，需掌握预激综合征合并房颤的典型心电图表现：①房颤的存在。即P波消失，代之以大小、形态、间距不等的房颤波，RR间期绝对不规则；②预激波的存在。QRS波群宽大畸形（QRS时限 > 0.10s），QRS波起始部顿挫（预激波），QRS波群变异不定；③心率异常。出现阵发性心率加快，可达180次/分；④RR间距多变。预激波的有无与激动程度有关，但无预激波并不能排除旁路的存在。同时应注意：①RR间期不等，QRS波形态多变，时而宽大畸形，极易误诊为室速。②心室率常在150~360次/分，当心室率 > 200次/分时患者极易发生晕厥和心源性休克。③RR 间期≤250ms 者有发生室颤的危险，属高危患者。

参考文献

1. 万艺，王群山．预激综合征合并心房颤动的临床诊治进展．国际心血管病杂志，2018，45（4）：200 – 203.

2. January CT, Wann LS, Alpert JS, et al. 2014 AHA/ACC/HRS guideline for the management for patients with atrial fibrillation：executive summary：a report of the American College of Cardiology/American Heart Association task force on practice guidelines and the heart rhythm society. Circulation，2014，130（23）：2071 – 2104.

（刘鸿）

033
窒息引发呼吸心跳骤停——
心肺复苏 1 例

病历摘要

患者，男，64 岁。吃葡萄时突发窒息，摔倒在地，大小便失禁，呼之不应，被家人发现后随即拨打"120"，救护人员 6 分钟后到达，发现患者呼吸心跳骤停，立即给予开放气道，胸外心脏按压并开通静脉通道，推注肾上腺素 1mg，转入我院。既往史：脑梗死，饮水有呛咳，高血压 26 年。长期口服药物苯磺酸氨氯地平片，控制尚可。体格检查：体温不升，脉搏未触及，无呼吸，血压无法测出。双侧瞳孔对光反射消失，瞳孔散大，颈动脉搏动消失，呼吸音消失，心脏停搏。立即给予气管插管、持续胸外心脏按压，因患者静脉通路输液出现困难，给予骨通道输液推注肾上腺素 1mg（每次间隔 4 分钟），期间心电监护仪出现室颤，给予 200J 双向波电除颤治疗，30分钟患者仍未恢复窦性心率，宣告患者临床死亡。

病例分析

心搏骤停一旦发生，如得不到即刻及时地抢救复苏，4~6分钟后会造成患者脑和其他人体重要器官组织的不可逆的损害，因此心搏骤停后的心肺复苏（cardiopulmonary resuscitation，CPR）必须在现场立即进行。

2015年AHA心肺复苏指南指出心肺复苏顺序为C–A–B，但是遇到窒息情况，尤其是溺水患者，心肺复苏顺序为A–B–C，因为气道出现梗阻时，机体残余氧已被完全消耗，按压不能保证血携氧带给全身重要脏器，所以需要先开放气道。

呼吸心跳骤停的患者应早期行心肺复苏，心脏骤停的前4分钟，称为"黄金4分钟"。如果缺乏正确的心肺复苏术，很多猝死患者是不可能被挽救的。在采取有效的心肺脑复苏措施后，可能还会出现再灌注损伤，导致复苏后综合征。主要表现为血压恢复，但仍有数小时的昏迷，并常伴有数天的多器官功能障碍。

心跳骤停后机体血管会出现塌陷，难以建立静脉通路，骨通道输液尤为重要。骨髓腔输液是利用长骨骨髓腔中丰富的血管网将药物和液体经骨髓腔输入血液循环（图33–1），只要是外周静脉可以输注的液体都可以通过骨髓腔输注，包括血液制品等。

室颤是心脏骤停发生的主要原因。除颤是终止室颤最有效的方法。早期除颤对提高室颤患者存活率来说至关重要，如仅仅进行胸外按压，想终止室颤和恢复自主循环几乎是不可能的。

患者因窒息导致呼吸心跳骤停，窒息早期可以使用海姆里克腹部冲击法开放气道，海姆里克腹部冲击法的物理学原理为急救者环

笔记

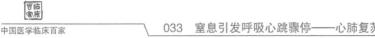

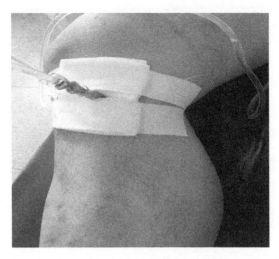

图 33 - 1　予患者骨髓腔输液

抱患者，突然向其上腹部施压，迫使其上腹部下陷，造成膈肌突然上升，这样就会使患者的胸腔压力骤然增加，由于胸腔是密闭的，只有气管一个开口，故胸腔（气管和肺）内的气体就会在压力的作用下自然地涌向气管，每次冲击将产生 450 ~ 500ml 的气体，从而就有可能将异物排出，恢复气道的通畅。

　　医务人员和非医务人员的心肺复苏是有区别的，区别在于，医务人员需要判断被施救者是否存在呼吸、心跳消失的情况，而非医务人员不需要判断颈动脉搏动和胸廓呼吸起伏，只需要在轻拍被施救者双肩并于两侧耳部呼叫无反应后，立即启动心肺复苏。这样可以减少评估耽误的时间，增加被施救者的生存率。

病例点评

　　患者既往脑梗死，遗留饮水呛咳后遗症，此次因进食时出现窒息，导致呼吸心跳骤停，予立即开放气道、胸外心脏按压及开放静脉通路使用肾上腺素治疗。期间出现室颤，给予电除颤无效，经过

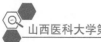

胸外心脏按压抢救 30 分钟后宣告抢救无效，患者死亡。

参考文献

1. 葛均波、徐永健、王辰．内科学．9 版．北京：人民卫生出版社，2018.

2. 中华医学会神经病学分会神经重症协作组．心肺复苏后昏迷评估中国专家共识．中华神经科杂志，2015，48（11）：965 – 968.

3. 陈灏珠，林果为，王吉耀．实用内科学．15 版．北京：人民卫生出版社，2017.

（刘铮）

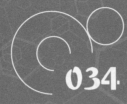

034
自身免疫性溶血性贫血 1 例

病历摘要

患者，男，40 岁。主因头晕、乏力伴尿色加深 10 天，发热 2 天入院。2018 年 10 月 27 日自觉头晕、全身乏力，尿液呈浓茶色，当地医院化验血常规示 WBC 16.73×10^9/L，Hb 63g/L，PLT 253×10^9/L；生化示总胆红素 169.4μmol/L，DBIL 33.6μmol/L，IBIL 135.8μmol/L，ALT 57U/L，AST 59U/L，Cr 94μmol/L，尿酸 489μmol/L，Coombs 试验：1：128，单特异性抗 IgG（＋），考虑"急性溶血性贫血"，给予输注洗涤红细胞 4U，11 月 3 日始给氢化可的松 300mg，疗效较差，于 11 月 4 日改为甲强龙 80g，联合静注人免疫球蛋白 12.5g 治疗，但患者头晕、乏力等症状未减轻且进行性加重，出现嗜睡、发热，测体温 38℃，后转至我科。

11 月 6 日入院后急查血红蛋白、胆红素、肌酶明显异常（表 34 - 1），腹部彩超：脾大，肋下及边，胸部 CT 提示肺部感染，骨穿提示红系明显升高。初步诊断为"溶血性贫血"，给予成分血输注、甲强龙（0.5g，2 次/天）联合静脉丙种球蛋白（35g/d）、美罗培南抗感染、保肝等治疗，并于 11 月 7 日开始血浆置换（连用 3 天），后患者嗜睡症状逐渐好转，皮肤黄染减轻，尿色转为黄色。该患者经积极有效的应用激素、人免疫球蛋白冲击、血浆置换、输注洗涤红细胞、抗感染等治疗后，于 11 月 20 日好转出院。

表 34 - 1　关键化验指标变化情况

项目	WBC (×10⁹/L)	Hb (g/L)	Plt (×10⁹/L)	TBIL (μmol)	IBIL (μmol)	LDH (U/L)	HBDH (U/L)	RC
11 月 6 日	67.05	35	210	150.8	115.2	4103.2	3230	0.232
11 月 9 日	38.64	59	93					
11 月 10 日	15.76	51	81	93	69.8	1646	1477	0.177
11 月 13 日	10.3	104	92	89.5	67.4	1363	1263	

表头中 WBC、Plt 的单位应为 $\times 10^9/\mathrm{L}$

病例分析

自身免疫性溶血性贫血（autoimmune hemolytic anemia，AIHA）系体内免疫功能调节紊乱，产生自身抗体和（或）补体吸附于红细胞表面，通过抗原抗体反应加速红细胞破坏而引起的一种溶血性贫血。

AIHA 常见的继发性病因：①感染，特别是病毒感染；②自身免性疾病，如 SLE 等；③恶性淋巴增殖性疾病，如淋巴瘤等；④药物，如青霉素、头孢菌素等。该患者考虑为由感染诱发的自身免疫性溶血性贫血，不仅如此，患者病情发展迅速，病程中有嗜睡、血

笔记

小板进行性下降等情况，可见发生溶血危象（hemolytic crisis），也就是危及生命的急性溶血，即短时间内红细胞大量破坏，血红蛋白急剧下降，以血管内溶血为主。典型表现为急速进展的贫血、浓茶色尿，其他症状有畏寒、发热、恶心、呕吐、口渴、腹痛、腰痛、背痛等。病情发展迅速，可出现神志不清、抽搐甚至休克。

该患者以头晕、茶色尿、皮肤黏膜黄染等溶血、贫血症状为首发临床表现，化验血常规示重度贫血，生化示胆红素升高，以间接胆红素升高为主，乳酸脱氢酶极度升高，Coombs 试验阳性，RC 明显增高，可以诊断为自身免疫性溶血。

对于一般的溶血患者治疗以控制原发疾病为主，同时给予糖皮质激素、免疫抑制剂治疗，但对于该患者上述的治疗方案显然是不足的，需要采用更加积极、强效的治疗方法才能更加有效地帮助患者度过危险期。

首先，由于 AIHA 是因自身免疫反应产生红细胞抗体，造成患者自身红细胞破坏而发生的溶血性贫血。输血是治疗严重 AIHA 的重要手段之一，然而由于患者血液中存在自身抗体，而使 AIHA 的输血变得较为复杂。对 AIHA 患者的输血指征：①Hb < 40g/L 或血细胞比容 < 0.13，并在安静状态下有显著的贫血症状者；②Hb > 40g/L，但起病急、进展快，伴有心慌、憋气、心功能不全者；③出现嗜睡、反应迟钝、昏迷等中枢神经系统症状者；④如果 AIHA 患者在应用肾上腺皮质激素治疗后仍有以上情况，且因溶血危及生命者，应及时输注少量浓缩红细胞，维持足够携氧能力，改善机体缺氧状态，注意，不能强调配血尚不完全相合而拒绝给患者输血。输血的原则是能不输者即不输，能少输者不多输。输血时应予足够的糖皮质激素或免疫抑制剂治疗以抑制抗体生成，减少溶血性输血反应的发生。

其次是血浆置换术的应用，治疗性血浆置换术（therapeutic plasma exchange，TPE）是一种辅助治疗方法，即通过血细胞分离机将患者血液抽离出体外，分离为血浆和血细胞成分，用置换液置换出含有病理成分的血浆，降低体内的自身抗体、同种抗体、免疫复合物、单克隆蛋白和循环中毒性物质的浓度。血浆置换已被广泛应用于临床各种危重疾病治疗，对诸多神经系统、血液系统、肾脏疾病和代谢性疾病等的疗效和安全性已经得到肯定。有研究显示，对于严重 AIHA 患者给予血浆置换治疗后 12 小时，86.7% 的患者 Hb 水平立即升高，总胆红素浓度、直接胆红素水平和抗体滴度均下降，迅速缓解患者临床症状。特别是对于激素无效或需要长期、大剂量激素维持的患者，血浆置换联合大剂量的甲基强的松龙治疗溶血危象取得了良好效果。

病例点评

该患者入院后迅速完善相关检查明确了诊断，在抗感染的同时，采用积极有效的激素、人免疫球蛋白冲击、血浆置换等治疗后，帮助患者迅速缓解症状、度过危险期，为后续的进一步治疗提供了机会。

参考文献

1. 杨鹏，闻慧琴，卫玉芝，等 . 血浆置换在临床危重疾病治疗中的安全性分析 . 临床输血与检验，2018，20（3）：242 - 245.

2. Li BJ, Yuan X, Jiang YJ, et al. Retrospective analysis of 30 severe autoimmune hemolytic anemia patients treated by whole blood exchange transfusion. Transfusion, 2015, 55（9）：2231 - 2237.

（曹靖）

035
以发热为首发症状的
肺栓塞 1 例

病历摘要

  患者,男,27 岁。主因"发热、胸痛 1 天"于 2019 年 7 月 21 日入院。患者 2 天前出现发热,体温最高 38.1℃,伴双侧季肋区钝痛,随后疼痛部位转移至右侧背部,吸气时明显,同时伴气短、乏力,无咳嗽、咳痰,无咽痛、咯血、心悸等。自行口服阿莫西林胶囊、罗红霉素片、阿司匹林、复方丹参滴丸等药物(具体不详),后体温降至正常,未诊治。7 月 21 日凌晨 1 时许,高枕休息时再次出现胸痛,持续 10 分钟自行缓解,仍伴气短,由"120"送入我科。患者于 6 月 27 日在骨科行左股骨颈骨折固定术,术后 直卧床休息。否认高血压、糖尿病史,否认肝炎、结核等传染病史,否认输血史,否认食物药物过敏史。查体:体温 37.7℃,脉搏 105 次

笔记

/分，呼吸 25 次/分，血压 108/76mmHg。神清，口唇无发绀，双肺呼吸音粗，右肺可闻及湿性啰音，心率 105 次/分，律齐，各瓣膜区未闻及杂音，腹部查体阴性，左下肢制动。血气分析：pH 7.47，pCO_2 29.2mmHg，PO_2 50.3mmHg，HCO_3^- 21.6mmol/L；肺泡氧分压 101.3mmHg。心肺四项：超敏肌钙蛋白 0.28ng/mL；B 型钠尿肽 324.42ng/ml。凝血系列：凝血酶原时间 16.0 秒；国际正常化比值 1.21；D-二聚体：6299ng/ml。生化系列：糖 6.26mmol/L；乳酸脱氢酶 275.30U/L；羟丁酸脱氢酶 194U/L。血常规：WBC 12.46 × 10^9/L；单核细胞绝对值 0.87 × 10^9/L；中性粒细胞绝对值 9.85 × 10^9/L；PCR 100.37mg/L。心电图检查示窦性心动过速（图 35 - 1）。心脏彩超：①三尖瓣反流（轻度）；②左室舒张功能减低。双下肢静脉彩超：左下肢股浅静脉、腘静脉血栓形成；腹部彩超：脂肪肝；肺动脉 CT 血管造影（CTPA）（图 35 - 2）：①双肺下叶近胸膜处炎症；②双侧肺动脉主干及其分支内局限性充盈缺损。

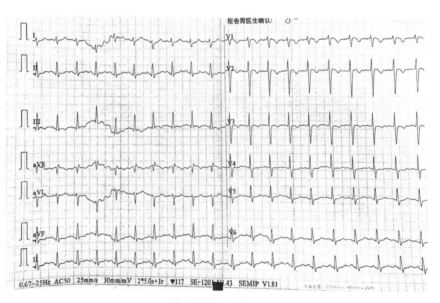

图 35 - 1　心电图

笔记

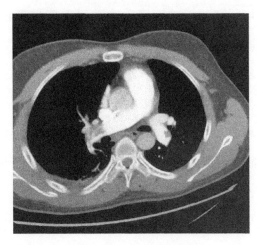

图 35 –2   CTPA 结果

给予抗凝，抗感染，对症治疗后，患者好转出院，规律口服抗凝药物并定期复查。

病例分析

该青年患者，以发热为首发症状，曾行骨折固定术，术后卧床20 余日，肺部查体可闻及湿性啰音，遂行胸部 CT 明确病情，胸部CT 提示胸腔积液，据心电图及血气分析、D-二聚体监测结果，高度怀疑肺栓塞，遂行胸部 CTPA 明确。

肺栓塞（pulmonary embolism，PE）是内源性或外源性栓子堵塞肺动脉或其分支引起的肺循环障碍的临床和病理生理综合征。其发病率、死亡率、误诊率均较高。由于现代医疗提高了肿瘤患者、心脏病患者和呼吸系统疾病患者的寿命，使得 PE 成为一个更常见的临床问题，是心肺疾病和公众健康的大敌。

肺血栓栓塞症（pulmonary thromboembolism，PTE）是急性肺栓塞最常见的类型，由来自静脉系统或右心的血栓阻塞肺动脉或其分

163

支所致，以肺循环和呼吸功能障碍为主要病理生理特征和临床表现。深静脉血栓（deep venous thrombosis，DVT）是引起 PTE 的主要血栓来源，多发生于下肢或骨盆深静脉，脱落后随血流循环进入肺动脉及其分支，PTE 常为 DVT 的合并症。

由于 PTE 与 DVT 在发病机制上存在相互关联，是同一疾病病程中两个不同阶段的临床表现，因此统称为血栓栓塞症（venous thromboembolism，VTE）。

近十年来人类对于 PE 的病因学、流行病学、诊断学、治疗学的认识均有了很大进展。PE 的诊断不仅涉及心脏科、呼吸科，同样与神经科、妇产科、肿瘤科、血液科及诊断医学密切相关。需各学科相互渗透和协作，提高诊断意识和技术水平，掌握正确治疗方法，以期降低 PE 的发病率和死亡率。

肺栓塞的准确发病率至今仍不清楚。由于 DVT 是 PE 的标志，且 51%~71% 的 DVT 患者可能发生 PE，故推测 PE 发病率不低。在美国其发率超过 1/1000，诊断后最初 3 个月的死亡率超过 15%，其致命性可能与心肌梗死一样严重。在西方国家 PE 的发生率为 1/1000 ~ 1/2000。

PE 的易患因素包括：自身因素（多为永久性因素）和获得性因素，其中自身性因素包括血管内皮、凝血、抗凝、纤溶等系统相关基因的变异、蛋白 C、蛋白 S 和抗凝血酶Ⅲ缺乏、凝血因子 V *Leiden* 突变和凝血酶原 *G20210A* 突变，此外，β_2 肾上腺素能受体（β_2-adrenergicreceptor，$ADR\beta_2$）、脂蛋白脂酶（lipoprotein lipase，LPL）基因的多态性、纤维蛋白原基因 *Thr312Ala* 及 *βG-455A* 多态性、亚甲基四氢叶酸还原酶（methylenetetrahydrofolate reductase，MTHFR）*C677T* 及 *A1298C* 多态性均有报道与 VTE 相关。获得性因素（多为暂时性因素）包括：高龄、肥胖；动脉疾病包括颈动脉和冠状动脉病变；管状石膏固定患肢；VTE 病史；近期手术史、创伤或活动受限（中风）；急性感染；抗磷脂抗体综合征；肿瘤；妊娠、口服避孕药或激素替代治疗；起搏器植入、ICD 植入和中心静脉置管。

肺栓塞具有多种多样的临床表现，从完全无症状到猝死的发生，呈现较宽的临床表现谱。常见症状为呼吸困难，不明原因的呼吸困难使人们想到 PE 的可能，迅速出现单纯呼吸困难通常是更靠近中心部位的 PE，对于既往有心衰或肺脏疾病的患者，呼吸困难加重可能是 PE 的唯一症状。胸痛和胸膜性疼痛（由于远端栓子刺激胸膜所引起）无论是否合并呼吸困难，都是 PE 最常见的表现。晕厥和休克是合并严重血流动力学反应的中心型 PE 患者的特点，常伴有心排血量减少的体征和（或）急性右心衰体征，这时往往提示高危肺栓塞。

较小肺栓塞也可因一时的脑循环障碍引起，且可能是慢性肺栓塞性肺动脉高压唯一或最早的症状，患者多数伴有低血压、右心衰和低氧血症。呼吸困难、胸痛或晕厥可单独出现或共同表现。

咯血提示肺梗死，于梗死后 24 小时发生，发生率约 30%。肺栓塞常见体征为呼吸增块（≥20 次/分）有意义；窦速；慢性肺动脉高压和右心功能不全。临床分型有：①猝死型；②急性心源性休克型；③急性肺心病型；④肺梗死型；⑤不能解释的呼吸困难；⑥慢性反复肺栓塞（重症肺动脉高压和右心功能不全）。

辅助检查包括：①动脉血气分析（无特异性）。②D-二聚体：血浆 D-二聚体是交联纤维蛋白降解产物，血浆 D-二聚体含量异常诊断 PE 的敏感性 >90%，但无特异性，仅具有排除诊断价值。升高的其他情况：肿瘤、炎症、出血、创伤、外科手术等。③心电图：常用 Daniel 心电图评分系统评价肺栓塞的严重程度：评分大于

10 分时诊断肺栓塞引起肺动脉高压，其敏感性 23.5%，特异性 97.7%。④胸部 X 线征不特异，且也不敏感。正常 X 线所见不能除外 PE。⑤超声心动图：超声心动图的非侵入性和可急诊操作性，能间接提示肺栓塞存在征象，对于诊断临床高度怀疑的 PE 有诊断价值。⑥CTPA（敏感度 80%）：肺动脉内低密度充盈缺损，"轨道征"，完全充盈缺损，远端血管不显影。⑦放射性核素肺通气灌注扫描（敏感度 92%）：是安全、无创、有价值的诊断方法，优点——对亚段以下具有特殊意义；缺点——易受肺血流或通气受损因素的影响（肺部炎症、肺部肿瘤、慢阻肺等）。⑧增强 CT 扫描：常用的有增强螺旋 CT 和超高速 CT，有相当好的诊断价值，敏感性 90%，特异性 92%。⑨肺动脉造影（金标准）：诊断的敏感性 98%，特异性 95~98%。直接征象：血管完全阻塞（截断现象）或充盈缺损；间接征象：局部无血流灌注或充盈缓慢和排空延迟；剪枝征。当非创伤性检查不能确诊时，应采用肺动脉造影方法。

既往认为发热是 PE 的一种不常见的临床表现，且国内外对于 PE 患者发热的研究较少，对于 PE 合并发热的认识不够清楚。

肺栓塞合并发热的机制可能是：肺动脉栓塞以后引起的一系列炎症因子，如降钙素原、C 反应蛋白以及白介素 6 等释放。导致体温升高，以低、中热为主，部分表现为高热。因此临床上遇到因发热就诊的患者，应注意留心肺栓塞，尤其是应用抗菌药物效果不佳，甚至联合应用或者更换高级抗菌药物仍不理想时，更应考虑肺栓塞。

病例点评

青年患者，急性起病，有骨折、卧床、气紧，明确病史，继续完善检查，明确诊断：肺血栓栓塞症，下肢静脉血栓。其 Daniel 心电图系统评分为 10 分。该患者因骨折卧床时每日进行规律功能锻炼，所以对于其血栓形成原因应进一步明确。肺血栓栓塞临床表现无特异性，且表现多样，可涉及各个系统。教材中提示的典型"肺栓塞"三联征为呼吸困难、胸痛、咯血，但临床只有约30%患者会出现。晕厥也可以是急性肺栓塞的唯一的首发症状。在急诊的临床诊断中，所做出的诊断需能完全解释出现的所有症状、体征及辅助检查结果。

参考文献

1. Konstantinides SV, Torbicki A, Agnelli G, et al. 2014 ESC guidelines on the diagnosis and management of acute pulmonary embolism. Eur Heart J, 2014, 35 (43)：3033 – 3069, 3069a – 3069k.

2. 中华医学会心血管病学分会肺血管病学组. 急性肺栓塞诊断与治疗中国专家共识（2015）. 中华心血管杂志, 2016, 44（3）：197 – 211.

3. 齐文彦, 乔丹丹, 杨红娇, 等. 肺栓塞患者发热的临床研究. 云南医药, 2017, 38（3）：220 – 224.

（王炳晋）

036
肠系膜上动脉破裂出血 1 例

病历摘要

患者，女，53 岁。主因"腹痛 2 日，间断便血 4 小时"来诊。于 2018 年 2 月 10 日下午受凉后出现腹部阵发性绞痛，可耐受，休息后缓解，未重视；2 月 11 日下午 16 时许再次出现腹痛，伴肛门坠胀感，随后排出大便中覆少量暗红色血液，之后上腹痛、里急后重、便血症状进行性加重，便血量增多，遂呼叫"120"由当地医院转入我科，转运过程中多次出现便意，伴里急后重、肛门坠胀感，大便多次，均为暗红色血便，20 时再次便血，持续不止，逐渐出现神志淡漠、烦躁症状，无不洁饮食史，无低热、盗汗、咳嗽、咳痰、咯血、呕血。既往有间断腹部阵发性绞痛症状，未重视。否认高血压、糖尿病、溃疡病史，无输血史，无肝炎、结核病史。查体：体温36℃，脉搏73次/分，呼吸19次/分，血压88/50mmHg，急性病容，重度贫血貌，对答、查体不合作。全身皮肤、黏膜苍白，侧卧位，肛门持续流出黏液状暗红色血液，心、肺、腹无阳性体征，双下肢无浮肿。化验血常规：WBC 14.12×10^9/L，Hb 85g/L，中性粒细胞百分比87%；生化：GLU 8.99mmol/L，钙1.90mmol/L，二氧化碳结合力20.84mmol/L；凝血实验：PT 18秒。腹部B超：肝、胆、胰、脾、双肾未见明显异常。入院后给予抗休克、升压、止血、输注浓缩红细胞4U、血浆800ml、抑酸、抗感染等对症治疗，积极联系胃镜行胃镜及肠镜检查示幽门管溃疡（A1期）（图36-1）全结肠及末端回肠未见异常，返回病房后患者仍间断排暗红色血便，且出现呕鲜红色血液，量约100ml，血红蛋白进行性下降至58g/L，心率增快，血压偏低，再次联系急诊胃镜床旁检查仍未找到活动性出血病灶，遂联系介入科行血管栓塞止血治疗，术中可见肠系膜上动脉分支造影剂外溢（图36-2），给予肠系膜上动脉分支罪犯血管栓塞后（图36-3）返回病房，后排便3次，共550ml，后心率、血压趋于平稳，逐渐停用升压药物，治疗期间共输注浓缩红细胞22U，血浆1200ml。

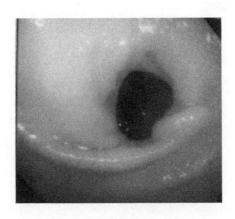

图36-1　幽门管溃疡

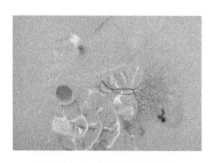
图 36 - 2　肠系膜上动脉
分支造影剂外溢

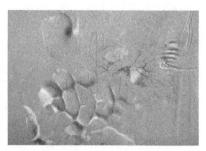
图 36 - 3　肠系膜上动脉
分支罪犯血管栓塞后

【诊疗汇总】 ①青年女性，发病前有间断腹痛症状；②此次再次出现腹痛，且有黑便，严重时肛门持续流出暗红色血液；③患者神志出现模糊、烦躁，血红蛋白近行性下降，心率增快、血压降低；④给予抑酸、止血、输注浓红及血浆、抗休克、升压、补液、抗感染等治疗仍有活动性出血；⑤行急诊胃镜幽门管溃疡，肠镜未见明显异常，仍间断便血，且出现呕血；⑥行急诊介入治疗，术中发现肠系膜上动脉分支造影剂外溢，给予肠系膜上动脉分支罪犯血管栓塞治疗后便血逐渐减少，血压、心率趋于平稳，血红蛋白波动在 104 ~ 119g/L。

病例分析

上消化道出血在急诊科是常见的消化系统急症之一，急性上消化道出血是指屈氏韧带以上的消化道，包括食管、胃、十二指肠、胆道和胰管等病变引起的出血。在所有引起急性上消化道出血的病因中，最常见的为十二指肠溃疡、胃溃疡和食管静脉曲张，其主要临床表现为腹痛、呕血、黑便。随着内镜技术的快速发展，急诊内镜已成为上消化道出血的首选诊治方法。而介入治疗在急诊消化道大出血中的运用，则明显降低了患者的死亡率，使得疗效得到了很大提高。经血管造影不但可明确诊断，还可根据患者的具体情况选择进一步治疗方案，具有创伤小，疗效好的优点。

该患者有腹痛、黑便症状、且出现意识改变、心率增快、血压降低等周围循环衰竭的表现，可初步诊断为急性上消化道出血。经抗休克、升压、止血、输注成分血、扩容、抑酸、抗感染等对症治疗后，积极联系急诊行胃镜及肠镜检查，仅显示幽门管溃疡，并未找到出血病灶，但患者活动性出血仍持续存在，遂联系急诊行介入治疗，显示肠系膜上动脉分支造影剂外溢，给予肠系膜上动脉分支罪犯血管栓塞后出血逐渐停止，患者生命体征趋于平稳。

病例点评

急诊内镜是指出血 12 ~ 48 小时内所行的内镜检查，对于上消化道出血的患者，可以及时明确出血原因和部位，并给予积极治疗，对患者预后有重要意义，并且该检查可以明显提高上消化道出血的临床治愈率，降低手术率和病死率。在诊断上，消化道出血时，应先除外某些口、鼻、咽部或呼吸道病变出血被吞入食管而引起的呕血，以及服用某些药物（如铁剂、铋剂等）和食物（如动物血等）引起的粪便发黑。对可疑患者可作胃液、呕吐物或粪便隐血试验。介入治疗在急诊中的广泛应用，明显降低了患者的病死率，提高了诊断效率。该患者在行急诊胃镜时未能找到活动性出血病灶，应想到行急诊介入治疗寻找出血病灶，以及早发现病灶控制病情。

参考文献

1. Henrion J, Schapira M, Ghilain JM, et al. Upper gastrointestinal bleeding：what has changed during the last 20 years? Gastroenterol Clin Biol, 2008, 32（10）：

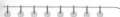 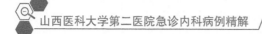

839 – 847.

2. Taghavi SA, Soleimani SM, Hosseini—Asl SM, et al. Adrenaline injection plus argon plasma coagulation versus adrenaline injection plus hemoclips for treating high-risk bleeding peptic ulcers: a prospective. randomized trial. Can J Gastroenterol, 2009, 23 (10): 699 – 704.

（马瑞）

037
肥厚型心肌病 1 例

病历摘要

　　患者，男，36 岁。体检发现心电图异常 2 天来诊。于 2017 年 11 月 2 日体检时发现心电图异常，次日来我科就诊。查体无胸憋、胸痛、气紧、左肩背部放射痛，无心悸、大汗，无咳嗽、咳痰，无恶心、呕吐、头晕、头痛。否认既往高血压、糖尿病、冠心病病史，无家族史。查体：BP 143/94mmHg，心率 90 次/分，律齐，未闻及杂音，肺、腹检查正常，双下肢无浮肿。心电图：Ⅱ、Ⅲ、AVF、V7-V9 Q 波形成，Ⅱ、Ⅲ、AVF ST 段抬高，AVL ST 段下移，Ⅰ、AVL T 波异常。化验检查：GLU 6.87mmol/L，AST 63.3U/L，肌钙蛋白 <0.10ng/ml，随即行心脏彩超：左室壁非对称性肥厚，考虑肥厚型心肌病，左室松弛性减低，左室收缩功能正常。入院后患

笔记

者行冠脉造影未见明显异常。明确诊断：肥厚型心肌病（非梗阻型）。给予 β 受体阻滞剂后出院。

病例分析

肥厚型心肌病（hypertrophic cardiomyopathy，HCM）虽不是常见病、多发病，但具有高猝死率、高遗传性等特点，且临床识别难，表现复杂多样，可为无症状、心绞痛、劳力性呼吸困难、乏力、晕厥和猝死等。这些症状占急诊患者就诊的比例日益增多，心电图可表现为：异常 Q 波、ST-T 异常、各种心律失常、传导阻滞及 QT 间期延长。在急诊科，我们常常需与急性冠脉综合征心电图相鉴别，但心电图相似点多，鉴别困难，需要详细询问病史，如是否有糖尿病、高血压病、吸烟史及家族史等，在诊断上要对心电图进行仔细分析，详细查体，以及完善相应辅助检查，包括心电图、心肌酶学、心梗标志物、超声心动图、冠脉造影检查、动态心电图监测、心脏磁共振成像等以明确诊断。

肥厚型心肌病是青少年和运动员猝死的主要原因之一，目前认为，HCM 是一种以心肌肥厚为特征的心肌疾病，为常染色体显性遗传病。儿童期或青年期确诊 HCM 的患者，出现的临床症状越多，预后越差。该病临床表现多样，在辅助检查方面，除了进行全面的心脏病史和家族史信息收集、体格检查以外，还要对患者进行心电学、影像学和心脏储备功能等检查，包括心电图、超声心动图、动态心电图监测、运动负荷检查、心脏磁共振成像、冠状动脉计算机断层成像或冠状动脉造影、心内导管检查等。此病为家族遗传病，一旦诊断此病，一级亲属也应进行相应的检查。

该患者体检发现心电图异常，无胸憋、胸痛、晕厥、气紧等不适，心脏查体无阳性体征，心电图呈现异常表现，化验心梗标志物正常，虽行心脏彩超明确诊断，但患者入院后血压、血糖偏高，不能除外冠脉病变，遂行冠脉造影检查最终明确诊断。

📋 病例点评

本例患者虽无症状，但心电图有异常 Q 波，且有 ST-T 改变，不应局限性考虑为冠脉病变，急诊超声在急诊科的应用日益广泛，也是该病临床最主要的诊断手段，这种情况下可联系心脏彩超，并在入院后完善 24 小时动态心电图、心脏核磁及冠脉造影等检查，问题便可迎刃而解。

参考文献

1. 陈灏珠，林果为，王吉耀. 实用内科学. 14 版. 北京：人民卫生出版社，2013.
2. 解培顺，周长伟. 肥厚型心肌病的诊疗进展. 医学信息，2013，20：673 - 674.
3. 邹玉宝，宋雷. 2017 中国成人肥厚型心肌病诊断与治疗指南精要解毒. 指南与共识，2018，18（2）：2396 - 2400.

（马瑞）

笔记

038
抗凝血杀鼠剂中毒 1 例

病历摘要

患者，男，53 岁。农民。主因"间断牙龈出血 20 天，全身乏力 2 天"于 2018 年 9 月 30 日来诊。患者于 9 月 9 日出现牙龈及舌体出血，伴头晕、头痛、黑蒙、腹痛，无乏力、晕厥、意识障碍、胸憋、胸痛、心悸等，就诊于当地医院。凝血系列：PT 100 秒，APTT 88.09 秒，考虑凝血功能障碍，给予止血、抑酸等对症治疗后牙龈仍间断出血，于 28 日出现全身乏力、发热，体温最高为 37.7℃，伴恶心、呕吐、黑便，呕吐物为胃内容物，大便为黑糊便，100ml/次，2 次/日，随后逐渐出现双下肢散在瘀斑，为求进一步诊治来我院就诊。既往史：有慢性支气管炎病史 30 余年，间断咳嗽、咳白黏痰；高血压病史 3 年，未规律口服降压药物，未监测

笔记

176

血压；否认糖尿病、冠心病病史，否认肝炎、结核病史，无输血史，无手术外伤史。体格检查：BP 124/82mmHg，脉搏108次/分，双下肢皮肤可见散在瘀斑，口唇可见血痂，口腔散在血泡，心、肺、腹检查均正常，双下肢无浮肿。入院后化验血常规：WBC 15.9×10^9/L，Hb 87g/L，中性粒细胞绝对值 12.7×10^9/L，CRP 73.47mg/L；生化：Na^+ 134mmol/L；凝血实验：PT 测不出，INR 测不出，APTT-S 测不出，APTT-R 测不出。腹部 B 超：肝、胆、胰、脾、双肾未见明显异常。给予输注新鲜冰冻血浆及冷沉淀、VK_1、止血药物等治疗后牙龈未再出血及排黑便，次日复查凝血 PT-S 16.2 秒，APTT-S 23 秒，将患者血液送至北京市解放军总医院第五医学中心行毒物检测，证实为鼠药中毒（溴鼠灵浓度为81ng/ml，溴敌隆浓度为6ng/ml）。

病例分析

该患者以牙龈出血、乏力为首发症状，经化验 PT 及 APTT 延长，给予止血药物后效果差，并逐渐出现黑便、发热，在我院行凝血化验 PT-S 及 APTT-S 均不凝集，给予新鲜冰冻血浆及冷沉淀、维生素 K_1、止血药物后上述症状逐渐缓解，经血液毒物检测证实患者为鼠药中毒，由于第二代抗凝血鼠药亲脂性有所增加，使得代谢时间更加延长，该鼠药半衰期约为 16~69 天，因个体差异性的存在，甚至有极少数患者需半年以上才可完全代谢药物，故维生素 K_1 补充时间宜长。

在临床工作中，由于对维生素 K_1 的使用剂量掌握不足，常常导致疾病的治疗不彻底，使病情反复。建议在确诊鼠药中毒后应早期、足量使用 VK_1，尤其对于严重出血的患者应适当加量，且要注

笔记

意个体化治疗。维生素 K_1 40mg/d，最大可用 120mg/d，疗程为 10 ~ 14 天，最长可达 3 个月。因此，对于本病患者，在出血症状改善及凝血功能恢复后，需反复交待患者持续治疗，避免因体内毒物未完全代谢而再次出血。

抗凝血杀鼠剂是国家批准使用的慢性杀鼠剂，又称缓效灭鼠剂，可分为第一代、第二代抗凝血灭鼠剂。包括灭鼠灵、敌鼠钠、溴鼠隆、溴敌隆、克灭鼠等，属于香豆素类抗凝剂，其中毒机制主要为通过影响肝脏对 VK_1 的作用，对凝血因子Ⅱ、Ⅶ、Ⅸ、Ⅹ的生成产生抑制作用，从而导致凝血时间延长，并且还可通过其代谢产物直接损伤毛细血管而加重出血症状。

在农村，以全身出血就诊的患者中，鼠药中毒为常见病因，其中误服、自杀占服药者的绝大多数，此病的临床表现与服药剂量有关，小剂量无明显症状，剂量过大时则表现为单脏器或多脏器出血，即血尿、鼻衄、黑便、呕血、牙龈出血、皮下出血、咯血、重要脏器出血等。由于我国农村经济生活条件和卫生条件相对较差，鼠药的广泛应用使得食物、空气均可受到鼠药的污染。维生素 K_1 为此类抗凝血杀鼠剂中毒者的特效解毒剂。

鼠药中毒的诊断需要详细询问病史，包括鼠药接触及服用史。其临床表现广泛，对于严重出血者，经实验室检查血小板不低，肝、肾功能正常，PT、APTT 明显延长，应除外其他疾病或用药史（如流行性出血热、血友病、肝脏病变、DIC、华法林等抗凝药物服用史）。补充血浆及 VK_1 治疗有效，则可初步考虑鼠药中毒，对于有中毒症状，但没有明确的服毒及接触史者，可行凝血因子检测，尤其是凝血因子Ⅱ、Ⅶ、Ⅸ、Ⅹ定量检查，如果测定值都低于正常参考范围，即可作出初步诊断。如送检标本中直接分离并测定出相应毒物，即可明确诊断为鼠药中毒。

病例点评

　　鼠药中毒是急诊科常见的急症、重症，多数患者以多脏器出血来诊，近年来，由于自杀服毒、误食和生活生产接触，抗凝血杀鼠剂中毒人数有逐年增加的趋势。患者中毒后，因鼠药对体内已合成的凝血因子没有拮抗作用，要待相关凝血因子在体内相对耗竭后，才会导致凝血时间延长。所以有些患者常常在中毒后1～4周后才出现出血症状，因此对疾病的早期诊断带来了困难。

参考文献

1. 彭晓波，邱泽武. 误诊疾病数据库2004－2013年单病种误诊文献研究：抗凝血杀鼠剂中毒. 临床误诊误治，2016，（1）：5－9.

2. 李蕙，贺钰羞，李丹，等. 以凝血障碍为主要表现的儿童鼠药中毒15例临床分析. 四川医学，2016，37（8）：907－909.

3. 王蕾，郭新红，江明等. 毒鼠药中毒致凝血异常19例临床分析. 新疆医科大学学报，2013，36（7）：962－964，969.

（马瑞）

039
发热后意识障碍 1 例

病历摘要

患者，男，29 岁。发热 7 天，意识障碍 1 天来诊。2019 年 5 月 20 日受凉后出现发热，体温最高 38.5℃，伴咽痛，偶有咳嗽、咳少量白痰，无头晕、头痛，无恶心、呕吐等不适，自行口服头孢类抗感染药物（具体药名不详），藿香正气水，仍有间断发热，未予重视。2019 年 5 月 25 日 17 时，家属发现其呼之不应，周围无明显呕吐物，无大小便失禁，送急诊于当地医院。行气管插管、呼吸机辅助通气，转来我院。自发病以来，精神、食欲、睡眠欠佳，大小便未见明显异常。

患者既往体健，否认糖尿病、高血压病、脑血管疾病等病史。平素从事司机职业，无有害物质接触史，无酗酒，吸烟 10 余年，

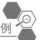

约 10 支/天。未婚未育。入院查体：体温 38.1℃，血氧饱和度 100%，血压 110/52mmHg，呼吸 18 次/分（呼吸机辅助通气）；嗜睡，神志淡漠，双瞳孔等大等圆，直径约 3mm，光反应灵敏；双侧病理征未引出。其余查体未见明显异常。化验检查（表 39－1）：行腰椎穿刺，脑脊液化验未见明显异常。行心电图（图 39－1）提示窦性心律。头颅 MRI（图 39－2）提示为中毒性脑病。行尿液毒物检测明确为海洛因中毒。

表 39－1　化验检查结果

指标	WBC	NE	氧分压	二氧化碳分压	D-二聚体
单位	（×10⁹/L）	（%）	（mmHg）	（mmHg）	（ng/ml）
数值	9.07	80.6	95.1	35.5	200

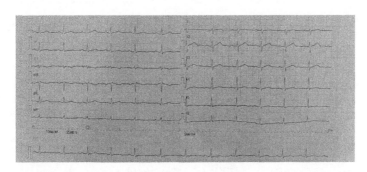

图 39－1　心电图

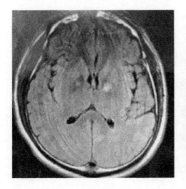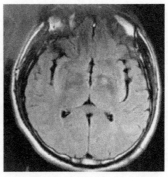

图 39－2　头颅 MRI 示中毒性脑病

病例分析

发热是急诊内科最为常见的症状，发热是致热原直接作用于体温调节中枢致使体温中枢功能紊乱或各种原因引起的产热过多、散热减少，导致体温升高超过正常范围。发热可见于多种疾病，部分情况下可有生理性体温升高。常见原因可归纳为以下几种：①感染，各种病原体的感染，如细菌、病毒、支原体、真菌等均可引起发热。②恶性肿瘤，如白血病、恶性组织细胞病、恶性淋巴瘤、结肠癌、原发性肝细胞癌等。③变态反应疾病，如药物热、风湿热。④结缔组织病，如系统性红斑狼疮、皮肌炎、结节性多动脉炎、混合性结缔组织病等。⑤其他疾病，如甲状腺功能亢进症、热射病等。还有其他不常见原因。在发热诊治过程中，应注意热型和伴随症状。

意识障碍是指人对周围环境及自身状态的识别和觉察能力出现障碍。多由于高级神经中枢功能活动（意识、感觉、运动）受损所引起，主要表现为嗜睡、意识模糊和昏睡，严重的意识障碍表现为昏迷。意识障碍病因可概括分为：重症急性感染、颅脑非感染性疾病、代谢原因引起的意识障碍、外源性中毒、物理性及缺氧损害等。

该例患者以发热起病，合并有咽痛、咳嗽等上呼吸道感染的症状，治疗后第5天，出现意识障碍，以"一元论"来解释，行腰穿脑脊液检查未见明显异常，排除脑炎、脑膜炎可能。代谢性脑病实验室检验指标无明确指示性。患者意识好转后，在行脱机试验时，出现呼吸抑制，且多次出现窒息通气，行头颅核磁提示中毒性脑病，再行尿液毒物检测，最终明确诊断，予纳络酮拮抗后脱机。在

笔记

诊断过程中，患者存在隐瞒病史情况，临床有意识障碍的症状，是上呼吸道感染后，患者自觉不适，过量吸食土质海洛因引起的。所以并非所有疾病都是"一元论"可以概括解释的，当无法使用一个疾病解释时，必须仔细根据临床情况分析处理。

病例点评

在临床中若出现无法明确病因情况，则需要严格按照诊断流程来处理，对于青年人，既往无其他慢性疾病，需要警惕中毒的可能性。在意识障碍的诊断流程中，急诊医师首先应该考虑低血糖的可能性，除外低血糖，进行查体明确有无神经系统的定位体征，在化验检查的疾病提示无法对所有症状进行解释的情况下，一定要注意中毒的可能。

参考文献

1. 常嵘．丁苯酞治疗海洛因中毒性脑病 1 例报道．中国保健营养，2017，27（25）：360.

2. 俞英欣，戚晓昆，郑奎宏．临床常见脑病的临床及影像学特点分析．中国神经免疫学和神经病学杂志，2018，25（4）：252 – 261.

3. 陈灏珠，林果为，王吉耀．实用内科学．14 版．北京：人民卫生出版社，2013.

（尚开健）

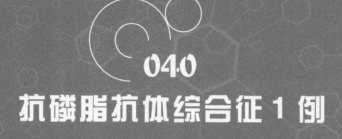

040
抗磷脂抗体综合征 1 例

病历摘要

　　患者，男，44 岁。纳差半月余，加重伴呕吐 3 天来诊。患者于半月前出现纳差，无腹痛、腹泻，无恶心、呕吐、反酸，无发热、咳嗽、咳痰，遂就诊于当地医院，化验示肾功能异常，白细胞高，血小板、血红蛋白降低，予抑酸、补液治疗，效果不佳，近 3 日上述症状加重，伴恶心、呕吐，呕吐物为胃内容物，量少，遂转入我科进一步治疗。自发病以来，睡眠尚可，精神、食欲欠佳，小便正常，近 5 日未排便，体重无明显变化。既往诊断免疫性血小板减少症 1 年余，口服激素治疗；高血压病 1 年，口服用硝苯地平缓释片、美托洛尔治疗。2002 年诊断为下肢深静脉血栓，行静脉滤网置入术，服用华法林 16 年；2017 年起发现血小板少，出现咯血、口腔血疱、肠胃不适等，糖皮质激素及人免疫球蛋白治疗可好转，激素减量后症状再次发作，2018 年 9 月停服华法林后出现脑梗死及双耳听力下降至双耳失聪，近期血小板再次减少。否认肝炎、结核等传染病史，否认外伤史，有输血史，对肾康注射液药物过敏。查体：体温36.2℃，脉搏85 次/分，呼吸20 次/分，血压102/77mmHg，发育正常，营养中等，神志清楚，自主体位，听力粗测下降，贫血貌，全身皮肤黏膜苍白未见黄染，腰背部可见网状青斑，全身浅表淋巴结未触及肿大，双肺呼吸音清，未闻及干湿性啰音。心率85 次/分，律齐，各瓣膜听诊区心音正常，未闻及病理性杂音。腹软，全腹无压痛、反跳痛，肝、脾肋下未触及，双下肢轻度水肿，双下肢踝部皮肤干裂伴色素沉着。血常规：WBC 6.69×10^9/L，血红蛋白浓度93.0g/L，血小板数 21×10^9/L，中性粒细胞百分比85.6%。血生化：尿素43.26mmol/L，肌酐244.22μmol/L。凝血实验：部分凝血活酶时间106.0 秒。抗心磷脂抗体 >120RU/ml。抗 β_2 糖蛋白 I 抗体（IgAGM）：59.21RU/ml，D-二聚体6.62mg/L。

【诊疗过程】患者入院时根据其病史及相关辅助检查结果考虑为免疫性血小板减少性紫癜。头颅 CT（图40 - 1）：左侧侧脑室旁脑梗死，双侧额部硬膜下积液。胸部 CT（图40 - 2）：双肺炎症伴双侧胸腔积液（少量），右肺下叶外基底段小结节病变。双下肢动静脉超声：双下肢胫前静脉，左股总、深静脉，左腘静脉及右肌间静脉内血栓形成导致管腔不全梗阻，双下肢动脉未见异常。血液科会诊后建议：①行血小板相关抗体检查，评估病情，行风湿系列排除继发因素。②目前血小板计数较平稳，继续口服泼尼松维持治疗，注意监测血压、血糖，输注冷沉淀纠正凝血异常。神经科会诊建议病情稳定后，酌情给予抗血小板治疗，完善肝功、血同型半胱氨酸等检查。风湿科会诊建议完善类风湿因子、抗 ENA 抗体、

HLA-B27、血管炎筛查、磷脂抗体组合、抗 dsDNA 抗体、核小体 +
组蛋白抗体、免疫筛查、细胞因子、补体、血沉、CRP 等检查。遵
循上述各科会诊意见，与家属沟通后尽快完善上述检查。

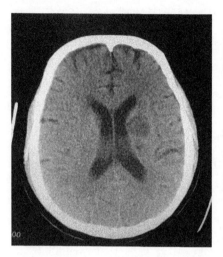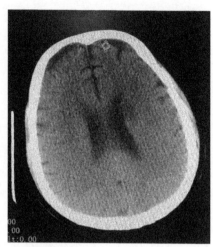

图 40 -1　头颅 CT 检查结果

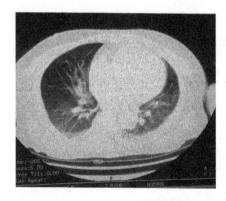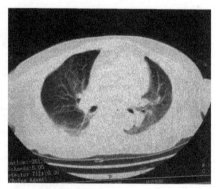

图 40 -2　胸部 CT 检查结果

【诊疗汇总】①反复发生血栓形成，主要表现为右下肢深静脉
血栓形成、肺栓塞、脑梗死；②反复发生血小板减少，主要表现为
咯血、口腔血疱、肠胃不适等；③磷脂抗体组合：心磷脂抗体 >
120RU/ml；抗 β_2 糖蛋白 I 抗体 IgAGM：59.21RU/ml。提示抗磷脂
抗体综合征。给予大剂量激素冲击治疗、抗凝治疗，病情好转后出院。

笔记

病例分析

　　抗磷脂抗体是指对抗磷脂的抗体。磷脂是组成细胞膜的主要成分之一，正常情况下与正常机体的免疫系统是"绝缘"的。因此，抗磷脂抗体在正常机体内的生理条件下是不存在的。当机体局部或全身组织发生炎症反应时，隐藏于细胞表面的磷脂分子在免疫系统的监测下暴露出来，刺激机体的免疫系统产生抗磷脂抗体，并引起一系列与此相关的病理改变及多发血栓倾向，称为抗磷脂抗体综合征。其主要的临床特征为反复发生的动脉或静脉多发血栓形成、习惯性流产和血小板减少。

　　抗磷脂抗体综合征（Antiphospholipid Antibody Syndrome，APS），是一种自身免疫性易栓性疾病，其发病机制尚未完全阐明，部分病例与其他免疫性疾病有关。约1/3的系统性红斑狼疮患者有抗磷脂抗体，经长期随访其中一半的人都发生了抗磷脂抗体综合征。部分APS患者可能由病毒（HIV病毒、EB病毒、巨细胞病毒与腺病毒）或其他的感染诱发。此外，*HLA-DR4/DR7*与*DRw53*基因阳性的人也易发生APS。

　　抗磷脂抗体综合征的临床谱非常广泛，可以从无症状的仅有抗磷脂抗体阳性到危及生命的恶性抗磷脂抗体综合征。临床表现为两大症候群：①反复的多发的动、静脉血栓形成；②妊娠失败。其他的还包括血小板减少、心瓣膜病、溶血性贫血、网状青斑、神经精神症状等。

　　诊疗过程中，应详细询问病史，注意缺乏典型症状和体征的病例，充分利用辅助检查，密切观察，尽早明确诊断，及时治疗，以防误诊、漏诊。急诊的诊疗过程中，更应该注意评估，稳定生命体

笔记

征，本着"先救命再治病"的原则，注意平衡抗凝和出血的风险。

该例患者有下肢深静脉血栓病史，服用华法林 16 年，因血小板减少而停用华法林，曾考虑诊断为免疫性血小板减少，停用华法林后 3 个月内相继出现脑梗、肾功能损害、听力下降等症状，即停用华法林后出现全身多处血栓形成，考虑为抗磷脂抗体综合征。行相关免疫性抗体检测化验后确诊。

病例点评

当临床遇到以下情况时要警惕抗磷脂抗体综合征：①不明原因的血栓，尤其是年轻人或少见部位的血栓；②反复多发血栓形成；③＜50 岁的成人脑缺血性中风；④反复流产、早产或死胎；⑤不能解释的血小板减少和网状青斑。

参考文献

1. 张文，认识抗磷脂抗体综合征．家庭医学，2017，12（6）：22.
2. 王兆钺，抗磷脂综合症发病机制与临床诊治的进展．血栓与止血学，2016，22（4）：473 - 475.

（李凌飞）

笔记